实用腹膜透析
操作规范与图解

主　编◎林海雪　周芳芳　罗　群

ZHEJIANG UNIVERSITY PRESS
浙江大学出版社
·杭州·

图书在版编目(CIP)数据

实用腹膜透析操作规范与图解 / 林海雪，周芳芳，罗群主编. -- 杭州：浙江大学出版社，2023.8(2025.1重印)
ISBN 978-7-308-24011-6

Ⅰ．①实… Ⅱ．①林… ②周… ③罗… Ⅲ．①腹膜透析-技术操作规程-图解 Ⅳ．①R459.5-65

中国国家版本馆 CIP 数据核字(2023)第 126725 号

实用腹膜透析操作规范与图解

林海雪　周芳芳　罗　群　主编

责任编辑	伍秀芳(wxfwt@zju.edu.cn)
责任校对	林汉枫　张凌静
封面设计	雷建军
出版发行	浙江大学出版社
	(杭州市天目山路 148 号　邮政编码 310007)
	(网址：http://www.zjupress.com)
排　　版	杭州晨特广告有限公司
印　　刷	杭州宏雅印刷有限公司
开　　本	710mm×1000mm　1/16
印　　张	8
字　　数	127 千
版 印 次	2023 年 8 月第 1 版　2025 年 1 月第 2 次印刷
书　　号	ISBN 978-7-308-24011-6
定　　价	68.00 元

编　委　会

前　言

　　腹膜透析作为终末期肾病主要的肾脏替代治疗方法之一,相较于血液透析,具有一些独特的优势,如可以居家治疗、费用较低、有更好的残肾功能保护、患者社会回归率高、所占用的医疗资源较少等。

　　宁波市第二医院是一所综合性三甲医院,医院肾内科是浙江省宁波市共建医学重点学科,宁波市透析质控中心挂靠单位,连续多年被浙江省透析质控中心授予"腹膜透析质量检查优秀单位"。2013—2017年,医院肾内科作为试点单位,参加国家卫健委"终末期肾病患者腹膜透析治疗可及性及其基层管理模式探索项目",被授予该项目的"先进集体"称号。

　　为使临床医护人员能迅速掌握腹膜透析操作技能,以适应临床腹膜透析工作,也为使各项腹膜透析操作规范、熟练、安全进行,宁波市第二医院肾内科组织编写了《实用腹膜透析操作规范与图解》。

　　本书以临床实践为基础,实用性强,且有腹膜透析各项操作技术的详尽注释和图解,内容主要由腹膜透析临床基本理论及操作概述、腹膜透析基础护理操作规范、腹膜透析临床护理操作规范、自动化腹膜透析操作规范、居家腹膜透析异常情况问题处理和宣教五个部分组成。

　　本书具有以下主要特色:

　　(1)实用性强。针对腹膜透析的常见操作进行编写,将临床涉及的腹膜透析操作内容收录在内,为临床治疗及护理提供操作指导,贴近临床。

　　(2)实践指导性强。本书对各操作步骤进行详细描述,并配有图示,表达通俗易懂,医护人员按照操作步骤及图示即可进行规范操作。

　　(3)技术更新及规范。紧跟腹膜透析技术的发展,结合腹膜透析标准操作规程,注重更新或补充临床技术和新规范。

（4）注重人文。强调操作前的解释及操作后的健康宣教工作。

然而,因编写仓促,书中难免有不当之处,敬请读者批评指正。

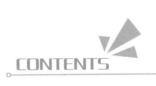

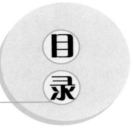

第一章　腹膜透析临床基本理论及操作概述

第一节　腹膜透析的基本原理及临床优势

一、腹膜透析的定义

腹膜透析(peritoneal dialysis,PD)是利用患者自身的腹膜作为半透膜，通过向腹腔灌注腹膜透析液，进行血液与透析液之间的溶质交换，清除体内代谢产物和多余水分，达到纠正水、电解质和酸碱失衡的目的。

二、腹膜透析的基本原理

腹膜是具有良好通透性的生物半透膜，腹膜透析主要依靠弥散和超滤来清除溶质及水分。

(一)腹膜的弥散作用

根据吉布斯-唐南效应(Gibbs-Donnan)平衡原理，当半透膜两侧溶质浓度不相等时，如果溶质相对分子质量较小，高浓度一侧的溶质向低浓度一侧移动，而水分子向高渗透压一侧移动，最终半透膜两侧达到平衡。因此，向腹腔内灌注透析液后，若血液中某种溶质浓度高于透析液浓度，并且可以通过腹膜，则该溶质会弥散至透析液内；反之，若透析液中某种溶质浓度较高，则可透过腹膜进入血液中。经过一段透析时间后，血液中可透过的溶质浓度与透析液非常接近。透析液中的电解质构成与正常人体血液中的较为相似，因而能够通过透析纠正体内电解质失衡。

(二)腹膜的超滤作用

腹膜透析主要是通过血液与透析液之间的渗透压梯度差将体内潴留的

水分超滤出来。影响腹膜超滤的主要因素是液体跨膜运动的动力,包括渗透压梯度和毛细血管静水压梯度。

葡萄糖等透析液中的溶质决定了渗透压的高低,梯度差越大,超滤的水分越多。目前,临床常用的透析液主要用葡萄糖来提高渗透压。透析过程中,腹膜不断地吸收葡萄糖,超滤出的水分进一步稀释透析液,会导致透析液渗透压逐渐下降,超滤能力减弱,甚至出现水分从透析液向血液中转运。该过程称为透析液重吸收。当透析液的超滤量少于透析液的重吸收量,可使净超滤量为负值,称为负超滤。

三、腹膜透析的临床优势

作为肾脏替代治疗的主要方式,腹膜透析和血液透析各有优势。腹膜透析操作简便,容易掌握,可以居家透析,可以在一定程度上提高患者的生活质量。它能够保护残余肾功能,延缓其下降;对人体内环境的影响较小,尤其适合心血管情况不稳定、老年及儿童患者;多数由自己或家人操作,操作环境相对独立,可以降低交叉感染的风险。

第二节 腹膜透析的适应证和禁忌证

一、腹膜透析的适应证

1.终末期肾病:需根据患者病情综合评估决定透析开始时机。

2.急性肾损伤。

3.药物或毒物中毒。

4.严重水、电解质及酸碱平衡紊乱。

5.其他:常规治疗无效的充血性心力衰竭、肝衰竭等。

二、腹膜透析的禁忌证

(一)绝对禁忌证

1.慢性持续性或反复发作性腹腔感染或腹腔内肿瘤广泛腹膜转移所导致的患者腹膜广泛纤维化、粘连。

2.严重的皮肤病、腹壁广泛感染或腹部大面积烧伤患者无合适部位入腹膜透析导管。

3.严重腹膜缺损。

4.难以纠正的机械性问题,如外科难以修补的疝、脐突出、腹裂、膀胱外翻等,会影响腹膜透析有效性或增加感染的风险。

5.有精神障碍且无合适照顾者的患者。

(二)相对禁忌证

1.腹部手术 3 天内,有腹腔留置引流管。

2.腹腔有局限性炎性病灶。

3.肠梗阻、腹部疝未修补及严重的椎间盘疾病。

4.严重的腹腔内血管病变,如多发性血管炎、严重的动脉硬化、硬皮病等。

5.晚期妊娠、腹内巨大肿瘤及巨大多囊肾。

6.严重的慢性阻塞性肺气肿。

7.长期营养不良。

8.高分解代谢。

9.硬化性腹膜炎。

10.过度肥胖。

11.精神异常或无法配合。

12.横膈有裂孔。

13.易发生腹膜炎,如有炎症性或缺血性肠病、反复发作的憩室炎。

第三节 腹膜透析的主要方式

目前,腹膜透析的主要方式有间歇性腹膜透析(intermittent peritoneal dialysis,IPD)、持续性不卧床腹膜透析(continuous ambulatory peritoneal dialysis,CAPD)、持续循环式腹膜透析(continuous cycling peritoneal dialysis,CCPD)、夜间间歇性腹膜透析(nocturnal intermittent peritoneal dialysis,NIPD)、潮式腹膜透析(tidal peritoneal dialysis,TPD)等。采用自动循环式腹膜透析机进行操作即为自动腹膜透析(automated peritoneal dialysis,APD)。

一、间歇性腹膜透析

间歇性腹膜透析(IPD)是最早的常规腹膜透析治疗方案。标准的 IPD

为:每次向腹腔灌注 1000~2000mL 透析液,约 30~45min 后放出。每次透析时间为 8~10h。在透析间歇期,腹腔不留置透析液。长期 IPD 会导致患者透析不充分,目前基本不用于终末期肾病患者的维持性治疗,已逐渐被其他透析方案取代。

二、持续性不卧床腹膜透析

持续性不卧床腹膜透析(CAPD)是目前应用最广的透析方案,一般每次向腹腔灌入 1500~2000mL 透析液,白天留置 4~5h,夜间留置 10~12h,每天交换透析液 4~5 次。CAPD 与 IPD 主要的不同在于 CAPD 每次透析液停留时间长,每天交换次数少,而 IPD 需频繁换液操作,影响日常生活;另一方面,CAPD 透析液腹腔停留时间长,每周透析总时间可长达约 168h。

三、自动腹膜透析

自动腹膜透析(APD)包括持续循环式腹膜透析(CCPD)、夜间间歇性腹膜透析(NIPD)、潮式腹膜透析(TPD)等(详见第四章"自动化腹膜透析操作规范")。

第四节　腹膜透析的初始处方制订

每个腹膜透析患者的腹膜转运功能、体表面积、机体代谢状况以及残余肾功能各不相同,因而他们对透析液的需求量及透析时间的要求也不同。即使采用相同的透析方式及剂量,在不同的个体也难以达到相同的效果。腹膜透析患者应选择符合自己生理的个体化透析方式及透析剂量,并根据残余肾功能与腹膜的转运特性调整透析处方,这对于确保患者充分透析、降低腹膜透析患者的死亡率、提高患者生存率和生活质量有重要意义。处方调整的程序见图 1-4-1。

一、初始处方制订依据

主要结合患者临床表现、体表面积及残余肾功能进行制订。

1.临床表现:首先确定腹膜透析模式,一般从 1.5% 葡萄糖腹透液开始,根据患者超滤情况及容量负荷状态进行调整。

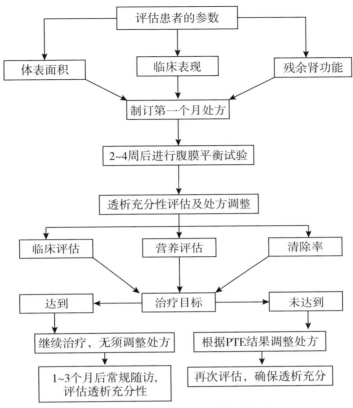

图 1-4-1　腹膜透析处方调整的程序

2.体表面积:体表面积较大的患者一般需要增加透析剂量。

3.残余肾功能:残余肾功能更高的患者可以适当降低透析剂量或缩短留腹时间。

二、初始处方制订内容

1.透析模式:包括 CAPD、APD 及 IPD。CAPD 适用于大多数患者。

2.腹透液葡萄糖浓度:目前常用的腹透液包括葡萄糖浓度为 1.5%、2.5%、4.25% 的葡萄糖腹透液和 7.5% 的艾考糊精腹透液。初始处方尽量选择低浓度的葡萄糖腹透液。

3.透析剂量:目前大多数 CAPD 方案的透析剂量为 6～10L/d,每次交换量 2L。

4.留腹时间与交换次数:需要综合考虑患者透析模式、残余肾功能和超滤情况。CAPD患者一般白天留腹时间4～6h,交换3～5次,夜间留腹10～12h,交换1次。

第五节 腹膜透析导管置入与拔除

一、腹膜透析导管置入方法

1. 开放式外科手术置管术:适合绝大多数腹膜透析患者,便于腹膜可视化,较腹腔镜下置管术成本更低,但无法直接确认导管末端是否到达盆腔。

2. 腹腔镜下置管术:可直视下将导管末端置于盆腔最低点,渗液发生率低于开放式外科手术置管术,但对手术者技术要求较高,部分中心开展有一定难度。

3. 经皮穿刺置管术:属于微创手术,可在床边操作并立马开始透析,但存在损伤腹腔脏器的风险。若采用超声或X线检查,可降低风险。不适合有腹部手术史或怀疑腹腔粘连的患者。

二、导管的选择

腹膜透析导管的结构包括侧孔、涤纶套和不能透过X线的标记线。腹膜透析导管全长32～42cm,内径0.25～0.30cm,带2个涤纶套。目前国内临床常用的腹膜透析导管有以下4种。

1. Tenckhoff 直管:为目前国内外应用最广泛的长期腹膜透析导管(见图1-5-1)。2个涤纶套将导管分为3段,即腹外段(约长10cm)、皮下隧道段(约长7cm)及腹内段(约长15cm)。

2. Tenckhoff 卷曲管:腹内段末端卷曲,卷曲段长度18.5cm。导管末端有多个小孔,便于腹膜透析液流入和流出(见图1-5-2)。

3. 鹅颈直管:导管的皮下段存在永久性弯曲,以预防浅层涤纶套外露,且使出口方向向下,以减少出口处感染的机会(见图1-5-3)。

4. 鹅颈卷曲管:鹅颈管的基础上,腹内段末端卷曲(见图1-5-4)。目前,尚缺乏大样本的前瞻性、随机对照研究显示一种管明显优于另一种管。我国的研究显示,卷曲管在减少导管相关并发症方面未见显著优势。

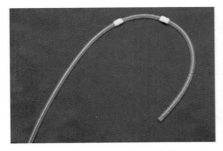

图 1-5-1　Tenckhoff 直管

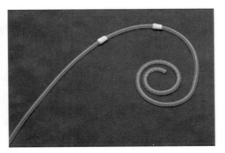

图 1-5-2　Tenckhoff 卷曲管

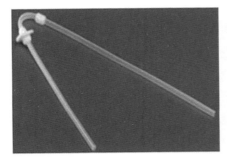

图 1-5-3　鹅颈直管

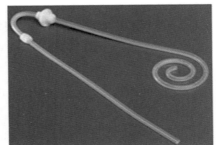

图 1-5-4　鹅颈卷曲管

三、术前准备

1.评估患者,明确有无手术禁忌。

2.签署知情同意书。

3.术前清洁皮肤和脐部。

4.选择合适的透析导管。

5.标记手术切口和皮下隧道出口位置。

6.术前嘱患者减少进食,排空大小便,便秘者灌肠处理。

7.术前预防性使用抗生素,推荐第一、二代头孢菌素 1.0～2.0g;避免血压过高。

四、手术步骤(开放式外科手术置管术)

1.常规消毒、铺巾,1%利多卡因局部浸润麻醉(见图 1-5-5)。

2.切开皮肤,切口长约 3～5cm。分离皮下脂肪,暴露腹直肌前鞘(见图 1-5-6)。

3.提起腹直肌前鞘(见图1-5-7),于腹直肌前鞘处做一纵行切口并剪开(见图1-5-8),长约2～4cm。必要时再次局麻。分离腹直肌或经腹直肌旁至腹直肌后鞘或腹膜(见图1-5-9)。

4.提起腹直肌后鞘并切开,暴露腹膜(见图1-5-10)。提起腹膜并切一小孔(需确保血管钳未夹住肠管),血管钳夹住小孔边缘(见图1-5-11),并在距边缘0.5～1.0cm处进行荷包缝合,暂不结扎(见图1-5-12)。

5.先将腹透导管浸泡于生理盐水内(见图1-5-13),再将金属导丝穿入导管内,导管末端留出2～3cm空白距离(见图1-5-14)。

6.将导管腹内段弯成135°弧形,导管末端放入腹膜荷包开口处,向下置入盆腔最低点。若患者有便意,则表明导管末端已位于膀胱直肠窝或子宫直肠窝。助手协助固定深部涤纶套(直管)。拔出导丝(见图1-5-15)。

7.液体通畅试验:若患者腹水量较多,可见腹水流出呈线状;若无腹水,向导管注入生理盐水100～200mL,可见液体流出呈线状或流出量超过注入量的一半,结扎荷包(见图1-5-16)。

8.确认管周无渗液,缝合腹直肌前鞘并将深部涤纶套埋入腹直肌内(见图1-5-17)。

9.确定导管出口在皮肤的位置,应使皮下涤纶套距出口2～3cm(见图1-5-18)。局部麻醉皮下隧道,隧道针连接导管自上而下呈弧形穿过皮下组织(见图1-5-19),注意出口方向朝外下方(见图1-5-20)。

10.连接外接短管,确认无出血(见图1-5-21)。缝合皮下组织和皮肤(见图1-5-22)。

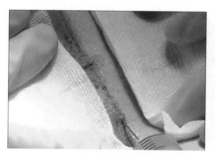

图1-5-5　常规消毒、铺巾,
1%利多卡因局部浸润麻醉

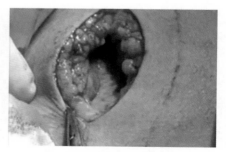

图1-5-6　暴露腹直肌前鞘

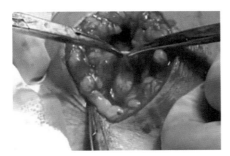

图 1-5-7 提起腹直肌前鞘

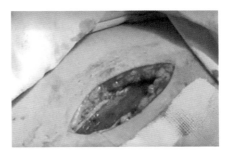

图 1-5-8 切开腹直肌前鞘

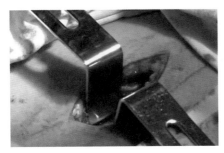

图 1-5-9 分离腹直肌

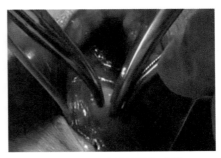

图 1-5-10 暴露并提起腹膜

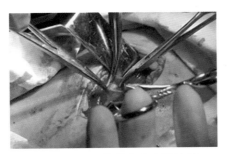

图 1-5-11 血管钳夹住小孔边缘

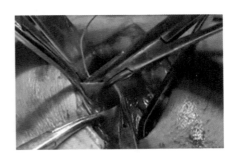

图 1-5-12 荷包缝合

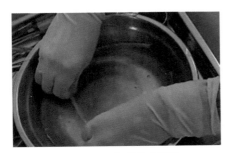

图 1-5-13 生理盐水浸泡

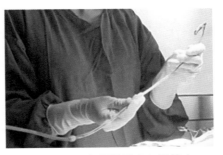

图 1-5-14 金属导丝穿入导管内

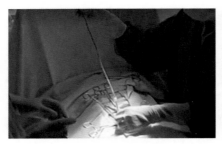

图 1-5-15　拔出导丝

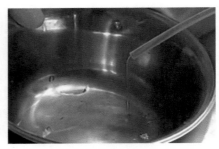

图 1-5-16　液体通畅试验

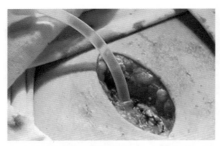

图 1-5-17　涤纶套埋入腹直肌内

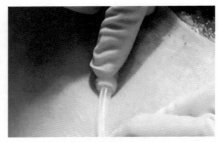

图 1-5-18　确定导管出口位置

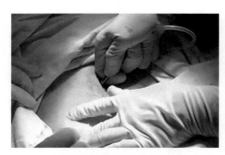

图 1-5-19　建立皮下隧道

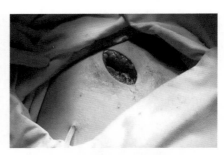

图 1-5-20　隧道出口方向朝外下方

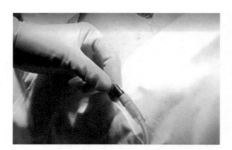

图 1-5-21　连接外接短管

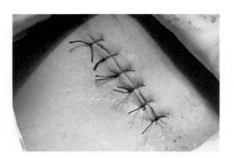

图 1-5-22　缝合

五、术后注意事项

1. 术后12h可预防性使用抗生素,推荐第一、二代头孢菌素1.0～2.0g。

2. 鼓励患者早期下床活动,避免透析液引流不畅。

3. 导管应制动,以避免渗漏、感染,利于出口处愈合。

4. 切口处渗出、出汗较多时应加强换药。

六、腹膜透析导管的拔除

出现以下情况时,须拔除腹膜透析导管。

1. 难治性腹膜炎、真菌性腹膜炎、结核性腹膜炎及隧道感染严重。

2. 肾移植或改为血液透析。

3. 出现腹透相关并发症,如胸腹瘘、严重疝气等。

第二章　腹膜透析基础护理操作规范

第一节　六步洗手法

一、操作目的

清除手部皮肤污垢、碎屑和部分微生物的过程。

二、适用范围

1.所有医务人员。

2.所有住院患者及陪护人员。

3.院内保洁人员。

三、用物准备

用物名称	数量	用物名称	数量
洗手与手消毒的设施设备（包括洗手池、水龙头、流动水）	1	干手用品（一次性擦手纸或消毒小毛巾）	1
清洁剂（含杀菌成分的洗手液）	1	免洗手消毒液	1

四、操作步骤

【操作前准备】

1.自身准备：不戴假指甲或装饰指甲，保持指甲和指甲周围组织的清洁。

2.用物准备：准备齐用物（见图2-1-1），检查质量。

【操作过程】

1. 在流动水下,淋湿双手。

2. 取适量洗手液,均匀涂抹至整个手掌、手背、手指和指缝(见图 2-1-2)。

3. 掌心相对,手指并拢,相互揉搓(见图 2-1-3)。

4. 手心对手背,沿指缝相互揉搓,交换进行(见图 2-1-4)。

5. 掌心相对,双手交叉指缝相互揉搓(见图 2-1-5)。

6. 弯曲手指,使关节在另一手掌心旋转揉搓,交换进行(见图 2-1-6)。

7. 右手握住左手大拇指旋转揉搓,交换进行(见图 2-1-7)。

8. 将五个手指尖并拢放在另一手掌心旋转揉搓,交换进行(见图 2-1-8)。

9. 在流动水下彻底冲净双手,用一次性擦手纸或消毒小毛巾擦干。

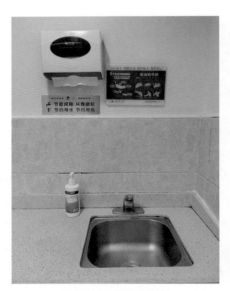

图 2-1-1　准备齐用物

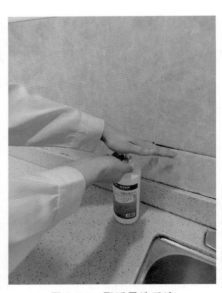

图 2-1-2　取适量洗手液

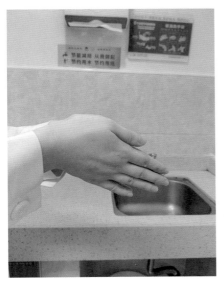

图 2-1-3　掌心相对,手指并拢,相互揉搓

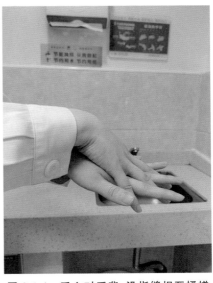

图 2-1-4　手心对手背,沿指缝相互揉搓

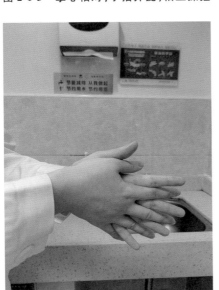

图2-1-5　掌心相对,双手交叉指缝相互揉搓

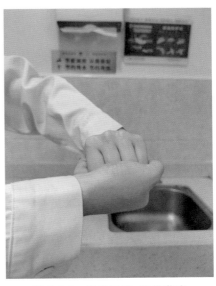

图 2-1-6　弯曲手指,使关节在
另一手掌心旋转揉搓

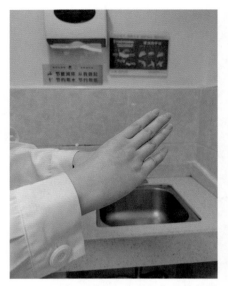

图 2-1-7　右手握住左手大拇指旋转揉搓

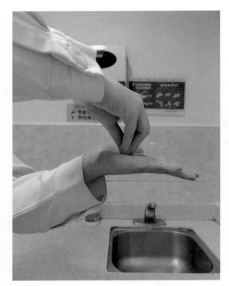

图 2-1-8　五个手指尖并拢,放在另一手掌心旋转揉搓

【操作后处理】

将一次性用物丢置加盖黄色医疗垃圾桶内。如使用毛巾擦拭,使用后放入指定盛装容器中,统一回收、清洗、消毒、灭菌。

五、注意事项

1.当手部有肉眼可见血液或体液等污染时,应使用流动水清洗;当手部无肉眼可见污染物时,可使用免洗手消毒液规范六步洗手法消毒。

2.使用流动水清洗双手时,注意调节合适的水温和水流,避免污染周围环境。

3.六步洗手法洗手口诀:内、外、夹、弓、大、立,完。

4.擦干双手时,建议使用一次性擦手纸或消毒小毛巾。如使用消毒小毛巾,小毛巾需一用一消毒,盛装小毛巾的容器应定期清洗灭菌。

5.戴手套不能代替洗手,摘脱手套后,需正确执行六步洗手法操作。

6.医务人员执行手卫生五时机:接触患者前;执行清洁/无菌操作前;接触患者后;接触患者体液或血液后;接触患者周围环境后。

第二节　口罩佩戴

一、操作目的

隔绝飞沫、防止微生物和病毒的传播。

二、适用范围

1. 有呼吸道感染症状的医务人员或患者及家属。
2. 医务人员接触免疫力低下患者时进行预防性保护。
3. 医务人员接触呼吸道传染病患者。
4. 医务人员进行各项诊疗和有创操作。

三、用物准备

用物名称	数量
外科口罩	1
医用防护口罩	1

四、操作步骤

【操作前准备】

1. 自身准备：规范六步洗手法。
2. 用物准备：准备齐用物（见图 2-2-1），检查质量。

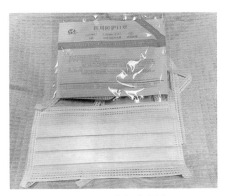

图 2-2-1　准备齐用物

【操作过程】

1.外科口罩戴和脱的操作步骤

(1)戴口罩

①取出医用外科口罩展开,叠层鼻夹侧朝上,蓝面向外,白面朝向面颊(见图2-2-2)。

②用口罩罩住口鼻及下巴,口罩下方系带系于颈后,口罩上方系带系于头顶中部(见图2-2-3)。

③将双手指尖轻放于叠层鼻夹上,从中间位置开始,用手指向内按压,并逐步向两侧移动,根据鼻梁形状塑造鼻夹(见图2-2-4)。

④调整系带的松紧度。

(2)脱口罩

①解开下方颈后系带。

②再解开上方头顶中部系带,不要接触口罩蓝色污染面。

③用手捏住系带,丢入带盖黄色医疗垃圾桶内(见图2-2-5)。

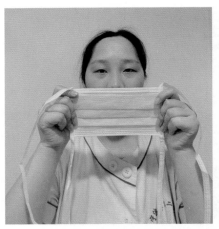

图 2-2-2　取出医用外科口罩

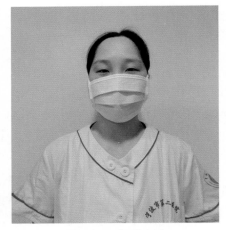

图 2-2-3　佩戴方法

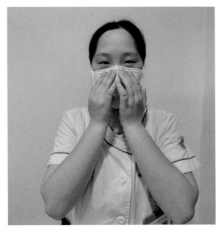

图 2-2-4　塑造鼻夹

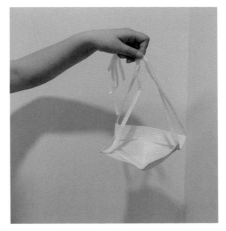

图 2-2-5　用手捏住口罩的上下系带,
丢入带盖黄色医疗垃圾桶内

2.医用防护口罩戴和脱的操作步骤

(1)戴口罩

①取出医用防护口罩展开,叠层鼻夹侧朝上,绿面向外,白面朝向面颊。

②一手托住防护口罩,有金属鼻夹面向外(见图 2-2-6)。

③将防护口罩罩住口鼻及下巴,鼻尖部位向上紧贴面部(见图 2-2-7)。

④用另一只手将下方系带拉过头顶,放在颈后双耳下(见图 2-2-8)。

⑤将上方系带拉过头顶中部(见图 2-2-9)。

⑥将双手指尖轻放于金属鼻夹上,从中间位置开始,用手指向内按鼻夹,并分别向两侧移动和按压,根据鼻梁的形状塑造鼻夹(见图 2-2-10)。

⑦进行口罩佩戴的密合性检查。

口罩佩戴的密合性检查方法:用双手完全盖住防护口罩,快速地呼气。若鼻夹附近有漏气,则应将双手指尖放在金属鼻夹上,从中间位置开始,用手指向内按鼻夹,并分别向两侧移动和按压,根据鼻梁的形状塑造鼻夹并调整鼻夹;若漏气位于四周,则应调整到不漏气为止。

(2)脱口罩

①先捏住颈后系带,取下(从头顶穿过解开)(见图 2-2-11)。

②再捏住头顶中部系带,从头顶取下(穿过解开),不要接触口罩外侧(污染面)。

③用手捏住口罩的上下系带,丢入带盖黄色医用垃圾桶内(见图 2-2-12)。

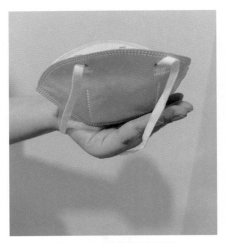

图 2-2-6　托住防护口罩

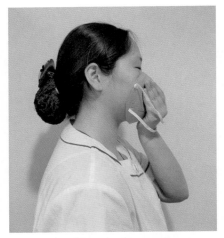

图 2-2-7　将防护口罩罩住口鼻及下巴，
鼻尖部位向上紧贴面部

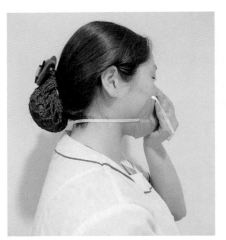

图 2-2-8　一只手将下方系带拉过头顶，
放在颈后双耳下

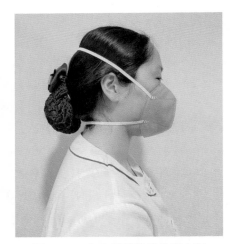

图 2-2-9　上方系带拉过头顶中部

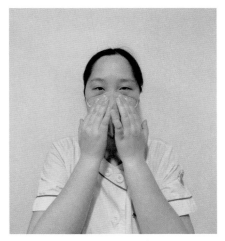

图 2-2-10　塑造鼻夹

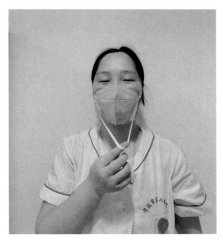

图 2-2-11　颈后系带从头顶穿过解开

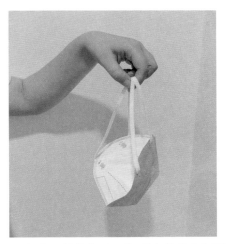

图 2-2-12　用手捏住口罩的上下系带,丢入带盖黄色医用垃圾桶内

【操作后处理】

1.将使用后的医用口罩丢入加盖黄色医疗垃圾桶内。

2.洗手。

五、注意事项

1.戴脱口罩操作前后均需要规范六步洗手法操作。

2.戴手套不能替代洗手,如操作过程佩戴手套,操作前后仍需进行规范洗手。

3. 按压鼻夹时,使用双手轻压,不应一只手捏鼻夹。

4. 根据不同的操作环境要求,选择不同种类的口罩。一般诊疗活动,可佩戴外科口罩;接触经空气传播或近距离接触经飞沫传播的呼吸道传染病患者时,应佩戴医用防护口罩。

5. 口罩潮湿后,或受到患者体液、血液污染后,应及时更换。

6. 医用外科口罩和医用防护口罩均为一次性使用,外科口罩使用持续时间为 4h 内,医用防护口罩使用持续时间为 6h 内。

7. 每次佩戴医用防护口罩进入工作区域前,应进行密合性检查。

8. 脱口罩时,不应接触口罩外面(污染面)。

第三节　空气消毒

一、操作目的

将密闭房间内空气中悬浮的病原微生物杀死,达到无害化的处理。

二、适用范围

适用于有人或无人状态下的室内空气消毒。

三、用物准备

用物名称	数量
等离子空气消毒净化器或紫外线灯	1

四、操作步骤

【操作前准备】

1. 用物准备:准备齐用物(见图 2-3-1),检查质量。

2. 环境准备:清洁地面和桌面,关闭门窗、风扇、空调。

【操作过程】

1. 评估环境。

2. 准备等离子空气消毒净化器,保证仪器设备运行正常。

3. 连接电源,设置时间 60min。

4. 按"启动"键,开始环境消毒(见图 2-3-2)。

5. 再次检查仪器是否正常运行(见图 2-3-3)。

6. 消毒完毕,按"停止"键,关机。

7. 切断电源。

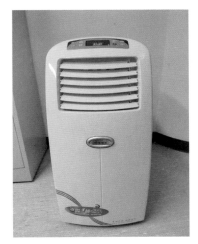

图 2-3-1　准备齐用物

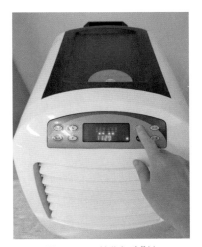

图 2-3-2　按"启动"键

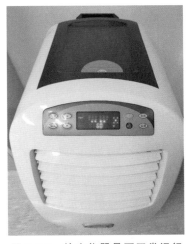

图 2-3-3　检查仪器是否正常运行

【操作后处理】

1.进行日常清洁保养。

2.洗手,记录消毒时间。

五、注意事项

1.消毒前,地面和物品表面应保持清洁。地面无明显污染物时,使用湿式清洁;地面有明显污染物时,及时使用符合国家要求的消毒剂进行消毒处理:先使用吸湿材料清除污染物,再进行清洁与消毒。

2.使用的等离子空气净化器或紫外线灯等消毒设备,均须获得卫健委消毒产品卫生许可批件。

3.使用空气消毒净化器时,须关闭门窗、风扇、空调等。

4.空气消毒净化器的进风口和出风口不应有物品覆盖或遮挡。

5.用湿布清洁机器时,应先切断电源。

6.使用等离子空气消毒净化器或紫外线灯等进行空气消毒,需一日一次,每次 60min。

7.使用紫外线灯消毒时,须保证无人状态。

8.消毒器需定期检测保养,如有污物及时擦拭或更换;消毒器的检修与维护须遵循产品的使用说明。消毒后,每月进行菌落数监测,Ⅲ类环境消毒要求,空气细菌菌落总数≤500CFU/m^3。

第四节 腹膜透析洗澡保护袋的使用

一、操作目的

用来保护导管和出口处,使腹膜透析患者洗澡更安全,避免洗澡用水污染导管和出口而导致感染。

二、适用范围

腹膜透析导管置入术(2周)后有淋浴需求的患者。

三、用物准备

用物名称	数量	用物名称	数量
腹膜透析洗澡保护袋（肛门袋或者粘贴造瘘袋）	1	免洗手消毒液	1
治疗盘	1	聚维酮碘溶液	1
无菌棉签	若干		

四、操作步骤

【操作前准备】

1. 自身准备：仪表端庄、规范洗手、戴口罩。

2. 用物准备：准备齐用物（见图 2-4-1），检查质量。

【操作过程】

1. 核对患者身份。

2. 评估患者病情、意识状态、自理能力及合作程度。

3. 向患者解释操作目的及过程。

4. 询问过敏史及是否需要大小便。

5. 协助患者取舒适体位。

6. 操作人员洗手。

7. 选取合适规格的洗澡保护袋，检查外包装有无破损，检查产品有效期（见图 2-4-2）。

8. 清洁腹膜透析出口处周围皮肤并擦干。

9. 将外包装打开，取出洗澡保护袋，再次检查包装内洗澡保护袋产品质量（见图 2-4-3），并在底部剪去洗澡保护袋单侧一小角。

10. 取下旧敷贴，检查腹膜透析导管出口处皮肤。

11. 撕除保护袋中心小孔处贴纸，将腹膜透析外接导管妥善放置于洗澡保护袋内（见图 2-4-4）。

12. 撕去隔离保护中心点周围贴纸，将小圆孔中心与腹膜透析导管出口处对齐，妥善贴于患者皮肤（见图 2-4-5）。

13. 再次轻按粘贴胶于皮肤贴合处，使得洗澡保护袋与患者皮肤紧密贴合（见图 2-4-6）。

14. 洗澡完成,再次洗手,将粘贴纸与皮肤贴合处撕脱(见图2-4-7),一手固定近出口处导管,一手轻轻拉出洗澡保护袋。

15. 进行腹膜透析导管出口护理。

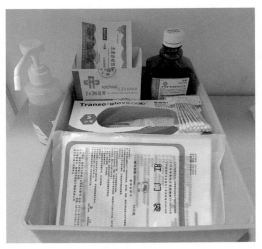

图 2-4-1　准备齐用物

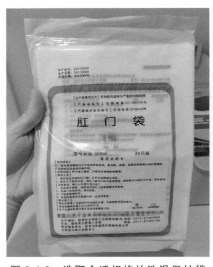

图 2-4-2　选取合适规格的洗澡保护袋

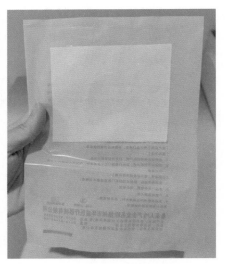

图 2-4-3　取出洗澡保护袋

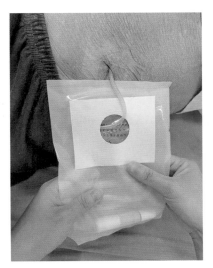

图 2-4-4 将腹膜透析外接导管
妥善放置于洗澡保护袋内

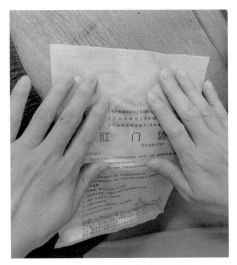

图 2-4-5 将洗澡保护袋妥善
贴于患者皮肤

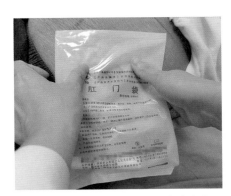

图 2-4-6 轻按粘贴胶于皮肤贴合处

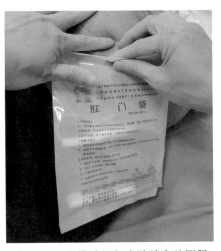

图 2-4-7 将粘贴纸与皮肤贴合处撕脱

【操作后处理】

1.安置患者,整理用物(按医疗垃圾分类处理)。

2.将废弃物丢置带盖黄色医疗垃圾桶内。

五、注意事项

1. 使用洗澡保护袋前,仔细询问患者有无皮肤接触物过敏史,如塑料、粘胶等。

2. 使用洗澡保护袋时,将导管放置入袋内过程中,避免牵拉、折叠导管。

3. 洗澡保护袋圆孔中心与腹膜透析导管出口对齐,避免将保护袋粘贴于腹膜透析导管上或导管出口处,压迫到导管,或洗澡保护袋部分贴合皮肤使得密闭效果差,从而增加感染风险。

4. 使用洗澡保护袋后,将洗澡保护袋粘贴纸与皮肤分离,在操作过程中,动作轻缓,避免牵拉导管。

5. 撕脱洗澡保护袋时,一手轻捏粘贴纸边缘,另一手放置于分离处周边皮肤上,避免增加疼痛感或造成暴力型皮肤撕脱伤。

6. 洗澡时,水温需合适,注意避免浴室内温度过高或过低。

7. 宣教患者洗澡时像正常一样全身淋浴,先洗其他地方,最后洗出口处周围皮肤,切勿直接将水喷射于导管出口处,严禁盆浴。洗澡后,用干净的毛巾先轻轻擦干出口处周围皮肤,然后擦干全身,穿衣。记录出口处情况,并予腹膜透析出口护理。如有异常情况,除了记录下来,还要及时报告医生。

8. 为防止因洗澡保护袋与皮肤贴合度不佳,引起袋内积水,避免腹膜透析导管浸泡水中污染导管而引起感染,在洗澡保护袋粘贴过程中,保护袋底部单侧小角需位于最低点,且下缘剪去小角端需低于未剪端,有利于袋内积水排出。

第五节　腹膜透析恒温箱的使用

一、操作目的

设置恒温箱温度范围为(37 ± 1)℃,加温腹膜透析液,使得透析液温度达到预设温度,避免药液过冷或过热。

二、适用范围

进行腹膜透析治疗,有加温透析液需求的患者。

三、用物准备

用物名称	数量
腹膜透析恒温箱	1
免洗手消毒液	1

四、操作步骤

【操作前准备】

1.自身准备：仪表端庄、规范洗手、戴口罩。

2.用物准备：准备齐用物（见图 2-5-1），检查质量。

3.环境准备：保持环境清洁、地面干燥。

【操作过程】

1.接通电源，按电源键打开恒温箱开关（见图 2-5-2）。

2.设置需要的额定温度，确认后开始预热（见图 2-5-3）。

3.将需要加温的腹膜透析液放入腹膜透析恒温箱内备用。

4.使用后，及时关闭腹膜透析恒温箱箱门。

4.使用过程中，定期巡视，每日进行检查、维护并记录。

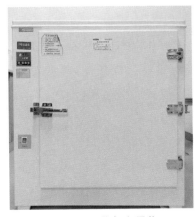

图 2-5-1　准备齐用物

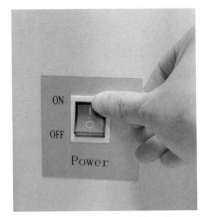

图 2-5-2　打开恒温箱开关

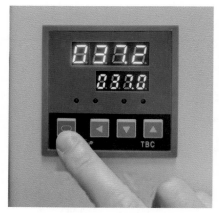

图 2-5-3　开始预热

【操作后处理】

1.不需要使用腹膜透析恒温箱时,先关闭电源键,再切断电源,擦拭恒温箱内外面,保持干燥。

2.定期保养,并记录保养时间和签名。

五、注意事项

1.选择规格合适、符合国家标准的恒温箱,须获得国家批准产品许可。

2.检查恒温箱外包装,在运输过程中有无碰撞破损;检查名称和型号是否正确。

3.打开外包装箱,检查恒温箱产品仪器质量,有无锈斑或明显污渍。

4.评估环境,放置恒温箱的房间须具有良好通风条件,避免阳光直射;保持房间及地面清洁、干燥,避免地面潮湿;放置周围需预留空间,避免贴墙放置。

5.使用恒温箱的房间电压须与仪器的额定电压相符合。

6.腹膜透析液恒温箱额定温度设置为接近人体温度,即(37±1)℃。

7.恒温箱内放置物品勿过多、过挤、过重,勿放置易燃、易爆物品。

8.定期清洁、维护和保养。长期不使用时,使用防尘罩保护。

9.异常处置

(1)恒温箱温度过高时,将腹膜透析液移至附近正常工作的恒温箱中,打开该故障恒温箱散热至额定温度,30min 后监测对比温度情况。

（2）恒温箱温度过低时，提高设置额定温度，30min 后监测对比温度情况。

（3）悬挂仪器故障牌，联系厂家检测维修，必要时更换。

（4）登记、记录异常情况发生时间及异常状况，并签名保存。

第六节 腹膜透析恒温暖液袋的使用

一、操作目的

设置暖液袋温度，加温腹膜透析液，使得透析液温度达到预设温度，避免药液过冷或过热。

二、适用范围

进行腹膜透析治疗，有加温透析液需求的患者。

三、用物准备

用物名称	数量
恒温暖液袋	1
免洗手消毒液	1

四、操作步骤

【操作前准备】

1.自身准备：仪表端庄、规范洗手、戴口罩。

2.用物准备：准备齐用物（见图 2-6-1），检查质量。

3.环境准备：保持环境清洁、地面干燥。

【操作过程】

1.将暖液袋放置于清洁干燥房间内，置于平整台面上的插座旁。

2.将腹膜透析液放于暖液袋中，不要去除外包装，液面朝下，管路面朝上，放置平整，拉上拉链（见图 2-6-2）。

3.接通电源，打开电源键开关（见图 2-6-3）。

4.按模式键,使用"＋"或"－",设置需要的额定温度后启动,暖液袋开始预热(见图 2-6-4)。

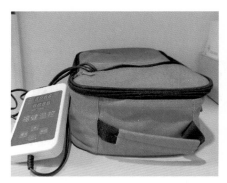

图 2-6-1　准备齐用物

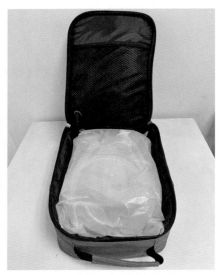

图 2-6-2　将腹膜透析液放于暖液袋中

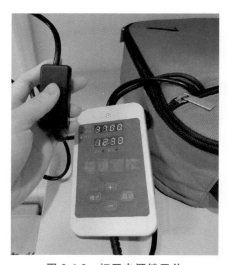

图 2-6-3　打开电源键开关

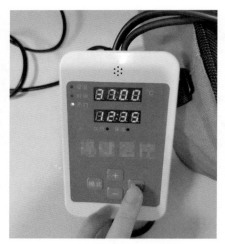

图 2-6-4　暖液袋开始预热

【操作后处理】

1.不需要使用时,先关闭电源键,再切断电源,擦拭暖液袋内外面,保持清洁干燥。

2.定期保养,并记录保养时间和签名。

五、注意事项

1.选择规格合适、符合国家安全标准的电热恒温暖液袋。

2.检查暖液袋外包装在运输过程中有无挤压变形,有无破损;检查暖液袋名称和型号是否正确。

3.打开外包装箱,检查暖液袋产品有无明显污渍。

4.放置暖液袋的房间须具有良好通风条件,避免阳光直射;保持放置台面平整、清洁、干燥,避免潮湿;放置周围需预留空间,避免贴墙放置。

5.放置暖液袋的房间电压须与仪器的额定电压相符合。

6.设置接近人体的温度为额定温度,约 37℃。

7.恒温暖液袋内放置物品勿过多、过挤、过重,勿放置易燃、易爆物品。

8.恒温暖液袋内无腹膜透析液需要加热时,禁止打开,禁止空袋加热。

9.使用温度过高时,注意防止皮肤烫伤。

10.定期清洁、维护和保养。长期不使用时,使用防尘罩保护。

11.异常处置:①恒温暖液袋温度过高时,将腹膜透析液移至附近正常工作的暖液袋中,打开该故障恒温暖液袋散热至额定温度,30min 后监测对比温度情况。②暖液袋温度过低时,提高设置额定温度,30min 后监测对比温度情况。③悬挂仪器故障牌,联系厂家检测维修,必要时更换。④登记、记录异常情况发生时间及异常状况,并签名保存。

第七节　腹膜透析导管保护带的使用

一、操作目的

妥善固定腹膜透析外接短管,避免导管受到牵拉、扭曲而影响出口处愈合,预防腹膜炎的发生或外接短管脱落。

二、适用范围

腹膜透析治疗的患者。

三、用物准备

用物名称	数量
腹膜透析导管保护带	1
免洗手消毒液	1

四、操作步骤

【操作前准备】

1. 自身准备:仪表端庄、规范洗手、戴口罩。

2. 用物准备:准备齐用物(见图 2-7-1),检查质量。

3. 环境准备:操作室空气消毒一日一次,每次 60min。清洁桌面。操作前半小时避免扫地、铺床等易扬尘的工作,关闭门窗、风扇、空调。

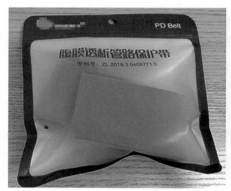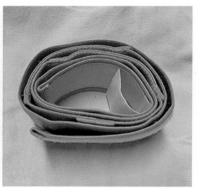

图 2-7-1 准备齐用物

【操作过程】

1. 核对患者身份。

2. 评估患者病情、意识状态、自理能力及合作程度。

3. 向患者解释操作目的及过程。

4. 询问过敏史及是否需要大小便。

5. 协助患者取舒适体位。

6.将腹膜透析导管保护带围绕患者的腰部固定好（根据腰围调节大小，使用时以能伸入 1～2 根手指为宜，不可过紧，以免增加腹压，影响腹腔血液供应）（见图 2-7-2）。

7.换液操作时，从管路保护带内取出外接短管，连接腹膜透析液。

8.换液操作完毕，再将腹膜透析外接短管穿过保护带上的 2 根腰带环，将腹膜透析导管体外部分平整地放入保护袋中（见图 2-7-3）。

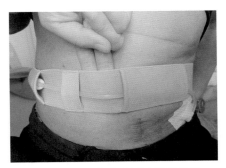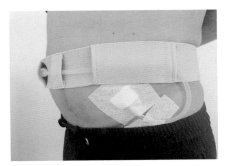

图 2-7-2　将腹膜透析导管保护带围绕患者的腰部固定好　　　　图 2-7-3　将腹膜透析导管体外部分平整地放入保护袋中

【操作后处理】

1.安置患者，整理用物（按医疗垃圾分类处理）。

2.洗手，记录执行时间并签名。

五、注意事项

1.使用腹膜透析导管保护带时，围绕腰部的松紧度以能伸入 1～2 根手指为宜，注意观察保护带固定部位的皮肤情况及血液循环状况。

2.腹膜透析导管保护带放置于脐部水平，不要压住出口处或者放置于更低的位置。

3.操作时，注意保护患者隐私，为其提供一个安全、舒适的环境，以利于患者得到有效的治疗。

4.患者在日常生活中，要避免过度活动，防止因拉扯外接短管而造成出口处皮肤刺激、红肿、破损，从而预防出口处皮肤及隧道感染，减少腹膜炎发生率。

5.将腹膜透析导管体外部分平整地放入保护袋中，避免钛接头与导管扭曲、反折，防止导管受外界硬物及锐器割伤。

6.腹膜透析导管保护带的材质面料建议采用透气性好、不伤皮肤的弹性棉布。

7.腹膜透析导管保护带应注意清洗干净并消毒,至少一周清洗一次。如有污染,随时进行清洁、消毒处理。保护带面料颜色最好选用棉质白色等浅色,这样有助于观察其表面污染程度,以便随时更换。

第三章　腹膜透析临床护理操作规范

第一节　腹膜透析导管正常出口护理

一、操作目的

防止皮肤细菌的滋生,减少出口处感染的机会,进而避免隧道炎及腹膜炎的发生。需固定导管,以延长其寿命。

二、适用范围

腹膜透析患者。

三、用物准备

用物名称	数量	用物名称	数量
无菌敷贴或纱布	1	聚维酮碘溶液	1
检查手套	2	无菌棉签	若干
0.9%氯化钠注射液 10mL	1		

四、操作步骤

【操作前准备】

1.自身准备:仪表端庄、规范洗手、戴口罩。

2.用物准备:准备齐用物（见图 3-1-1）,检查质量。

3.环境准备:操作室空气消毒一日一次,每次 60min。清洁桌面。操作前半小时避免扫地、铺床等易扬尘的工作,关闭门窗、风扇、空调。

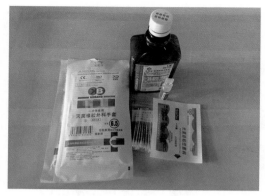

图 3-1-1　准备齐用物

【操作过程】

1. 核对患者身份。

2. 评估患者病情、意识状态、自理能力及合作程度。

3. 向患者解释操作目的及过程。

4. 询问过敏史及是否需要大小便。

5. 协助患者取舒适体位,戴上口罩。

6. 操作人员戴手套。

7. 取出患者身上的腹膜透析外接短管。

8. 取下出口处的旧敷贴。如果敷贴和出口上的痂皮粘在一起,不能使劲拉扯,可以用无菌棉签蘸一些生理盐水浸湿粘连的地方,再取下敷贴(见图 3-1-2)。

9. 仔细观察出口处情况,进行评估:轻压出口处周围皮肤,观察出口处有无红肿、压痛及分泌物;沿皮下隧道,轻压隧道处皮肤,观察有无红肿、压痛及硬结,出口处有无分泌物流出(见图 3-1-3)。

10. 脱手套,洗手。

11. 戴上无菌手套。

12. 用无菌棉签蘸生理盐水由内往外环形清洗出口处周围 1cm 以内的皮肤,清洗干净为止(见图 3-1-4)。

13. 用无菌棉签蘸聚维酮碘溶液擦洗出口处周围 1cm 以外的皮肤,注意要以出口处为圆心,由里向外环形擦洗,半径 4~5cm,避免让聚维酮碘溶液进到出口处和隧道里面,也不要沾染导管。擦洗至少 2 遍(见图 3-1-5)。

14. 等待 30～60s,自然风干,不可人为吹、扇。

15. 打开新的敷贴(见图 3-1-6)。

16. 在距离出口处 6cm 的位置,用高举平台固定法固定透析导管(见图 3-1-7)。

17. 将敷贴贴于出口处(见图 3-1-8)。

18. 将腹膜透析导管放入保护带中(见图 3-1-9)。

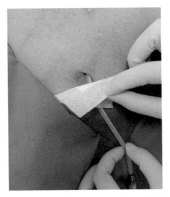

图 3-1-2 取下出口处的旧敷贴

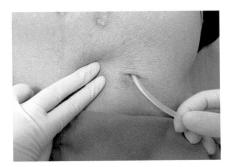

图 3-1-3 仔细观察出口处情况

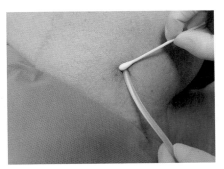

图 3-1-4 用无菌棉签蘸生理盐水,清洗出口处周围 1cm 以内的皮肤

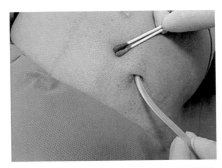

图 3-1-5 用无菌棉签蘸聚维酮碘溶液,擦洗出口处周围 1cm 以外的皮肤

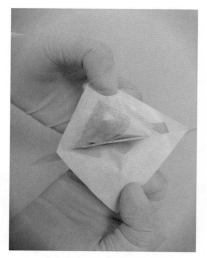

图 3-1-6　打开新的敷贴

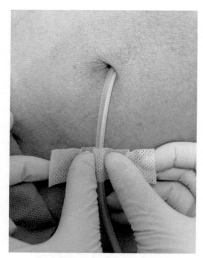

图 3-1-7　固定腹膜透析导管

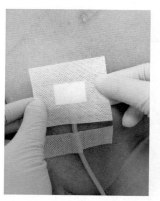

图 3-1-8　将敷贴贴于出口处

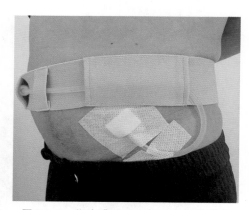

图 3-1-9　将腹膜透析导管放入保护带中

【操作后处理】

1.安置患者,整理用物(按医疗垃圾分类处理)。

2.脱手套,洗手,记录出口处情况及执行时间并签名。

五、注意事项

1.早期出口处护理(<6周):一般每周换药1次,如出现渗血、渗液情况,应及时进行护理换药。

2.长期出口处护理(>6周):正常情况下,每天或隔天换药1次,如果出现感染,至少每天换药 1 次。

3.术后 2 周内不洗澡,2 周后洗澡时要用腹膜透析洗澡保护袋保护出口,用干净的水从上到下沐浴,严禁盆浴,淋浴后需立即进行出口处护理。

4.固定导管时,要顺着导管和外接短管的自然走势,不要扭曲、压折导管。

5.如果出口处有痂皮,不要强行揭掉,可以用生理盐水软化后轻轻去除。

6.出口评分系统(表 3-1-1)。

表 3-1-1　出口评分系统

观察指标	评分		
	0 分	1 分	2 分
肿胀	无	只有出口:<0.5cm	>0.5cm 和(或)隧道
痂皮	无	<0.5cm	>0.5cm
充血	无	<0.5cm	>0.5cm
疼痛	无	轻微	严重
引流物	无	浆液性	脓性

注:出口处评分 4 分或 4 分以上认为有感染。脓性分泌物,即使是单有脓性分泌物,也足以诊断感染。小于 4 分可能代表感染,也可能没有感染。

第二节　腹膜透析导管出口处感染护理

一、操作目的

确保出口正常愈合,避免细菌过度繁殖,进而避免隧道炎及腹膜炎的发生,延长腹膜透析导管的寿命。

二、适用范围

腹膜透析导管出口处感染的患者。

三、用物准备

用物名称	数量	用物名称	数量
无菌敷贴或纱布	1	聚维酮碘溶液	1
检查手套	2	无菌棉签	若干
0.9%氯化钠注射液10mL	1	免洗手消毒液	1
莫匹罗星软膏	1	治疗碗或无菌换药弯盘	1

四、操作步骤

【操作前准备】

1.自身准备:仪表端庄、规范洗手、戴口罩。

2.用物准备:准备齐用物(见图3-2-1),检查质量。

3.环境准备:操作室空气消毒一日一次,每次60min。清洁桌面。操作前半小时避免扫地、铺床等易扬尘的工作,关闭门窗、风扇、空调。

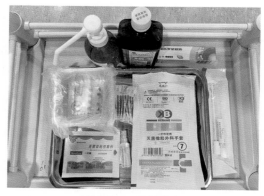

图 3-2-1　用物准备

【操作过程】

1.核对患者身份。

2.评估患者病情、意识状态、自理能力及合作程度。

3.向患者解释操作目的及过程。

4.询问患者是否需要大小便。

5.协助患者取舒适体位,戴上口罩。

6.操作人员戴手套。

7. 取出患者身上的短管。

8. 取下出口处的旧敷贴。如果敷贴和出口上的痂皮粘在一起,不能使劲拉扯,可以用无菌棉签蘸生理盐水浸湿粘连的地方,再取下敷贴。

9. 仔细观察出口处情况,进行评估:轻压出口处周围皮肤,观察出口处有无红肿、压痛及分泌物;沿皮下隧道,轻压隧道处皮肤,观察出口处红肿、压痛及硬结(见图 3-2-2)。如果出口处有分泌物流出,及时留取分泌物培养。用一次性运送培养基留取标本并送检(见图 3-2-3)。

10. 脱手套,洗手。

11. 戴上无菌手套。

12. 用无菌棉签蘸生理盐水,由内往外环形清洗出口处周围 1cm 以内的皮肤,清洗干净为止(见图 3-2-4)。

13. 用无菌棉签蘸聚维酮碘溶液,擦洗出口处周围 1cm 以外的皮肤。注意要以出口处为圆心,由里向外环形擦洗,半径 4～5cm,避免让聚维酮碘溶液进到出口处和隧道里面,也不要沾染导管。至少擦洗 2 遍(见图 3-2-5)。

14. 等待 30～60s,自然风干,不可人为吹、扇。

15. 用干的无菌棉签取适量莫匹罗星软膏,沿腹膜透析导管边缘涂抹在出口处,避免触碰到腹膜透析导管(根据培养结果选择不同抗生素外用,出口处护理每日一次或两次)(见图 3-2-6)。

17. 打开新的敷贴(见图 3-2-7)。

18. 在距离出口处 6cm 的位置,用高举平台固定法固定透析导管。

19. 将敷贴贴于出口处(见图 3-2-8)。

20. 将腹膜透析导管放入保护带中(见图 3-2-9)。

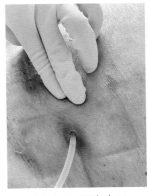

图 3-2-2　观察出口

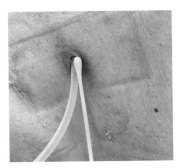

图 3-2-3　留取标本

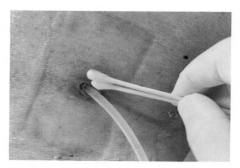

图 3-2-4　用蘸有生理盐水的无菌棉签清洗出口

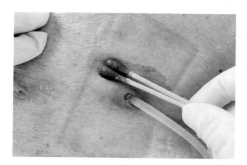

图 3-2-5　用蘸有聚维酮碘溶液的无菌棉签消毒出口

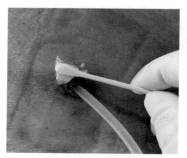

图 3-2-6　取莫匹罗星软膏涂抹在出口处

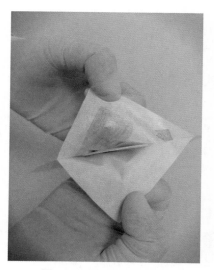

图 3-2-7　打开新的敷贴

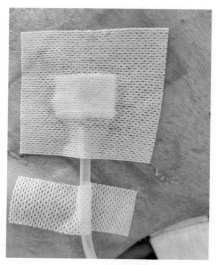

图 3-2-8　将敷贴贴于出口

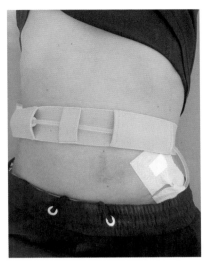

图 3-2-9　将腹膜透析导管放入保护带中

【操作后处理】

1.安置患者,整理用物(按医疗垃圾分类处理)。

2.脱手套,洗手,记录出口处情况。

五、注意事项

1.如果腹膜透析导管出口出现感染,至少每天换药一次。

2.腹膜透析导管出口出现感染时,不予洗澡;待好转后,再予保护袋下洗澡。严禁盆浴。淋浴后需立即进行出口处护理。

3.固定导管时,要顺着导管和外接短管的自然走势,不要扭曲、压折导管。

4.如果出口处有痂皮,不要强行揭掉,可以用生理盐水软化后轻轻去除。

5.注意观察出口,如有异常及时联系腹膜透析专职医生或护士。

6.出口评分系统(参照第三章第一节"腹膜透析导管正常出口护理")。

第三节　腹膜透析导管卡夫(cuff)外露出口护理

一、操作目的

防止皮肤细菌的滋生,减少出口处感染的机会,进而避免隧道炎及腹膜炎的发生。需固定导管,以延长其寿命。

二、适用范围

腹膜透析导管卡夫外露的患者。

三、用物准备

用物名称	数量	用物名称	数量
无菌敷贴或纱布	1	无菌刀片	1
无菌棉签	1	莫匹罗星软膏	1
聚维酮碘溶液	1	免洗手消毒液	1
0.9%生理盐水 10mL	1	无菌手套	2

四、操作步骤

【操作前准备】

1.自身准备:仪表端庄、规范洗手、戴口罩。

2.用物准备:准备齐用物(见图 3-3-1),检查质量。

3.环境准备:操作室空气消毒一日一次,每次 60min。清洁桌面。操作前半小时避免扫地、铺床等易扬尘的工作,关闭门窗、风扇、空调。

【操作过程】

1.核对患者身份。

2.评估患者病情、意识状态、自理能力及合作程度。

3.向患者解释操作目的及过程。

4.询问患者是否需要大小便。

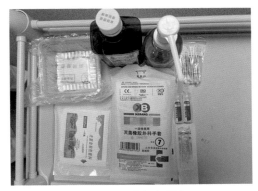

图 3-3-1　准备齐用物

5. 协助患者安置于平卧位,戴上口罩。

6. 操作人员戴手套。

7. 取出患者身上的短管。

8. 取下出口处的旧敷贴。如果敷贴和出口上的痂皮粘在一起,不能使劲拉扯,可以用无菌棉签蘸一些生理盐水浸湿粘连的地方,再取下敷贴。

9. 仔细观察出口处情况,进行评估:轻压出口处周围皮肤,观察出口处有无红肿、压痛及分泌物;沿皮下隧道,轻压隧道处皮肤,观察有无红肿、压痛及硬结,出口处有无分泌物流出。发现卡夫外露(见图3-3-2)。

10. 患者取平卧位。光线充足条件下,用生理盐水湿润涤纶套,使得操作顺畅,易于将涤纶套与导管分离(见图3-3-3)。

11. 脱手套,洗手。

12. 戴上无菌手套。

13. 用无菌刀片将浅层涤纶套与导管轻轻分离,动作一定要小心、轻柔,防止刀片划破腹膜透析导管(见图3-3-4~3-3-5)。

14. 用无菌棉签蘸生理盐水由内往外环形清洗出口处周围 1cm 以内的皮肤,清洗干净为止。

15. 用无菌棉签蘸聚维酮碘溶液擦洗出口处周围 1cm 以外的皮肤,注意要以出口处为圆心,由里向外环形擦洗,半径 4~5cm,不能让聚维酮碘溶液进到出口处和隧道里面,也不要沾染导管。至少擦洗 2 遍。

16. 等待 30~60s,自然风干,不可人为吹、扇。

17. 打开新的敷贴。

18. 在距离出口处 6cm 的位置,用高举平台固定法固定透析导管。

19. 将敷贴贴于出口处。

20. 将腹膜透析导管放入保护带中。

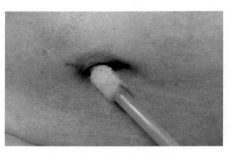

图 3-3-2　发现卡夫外露

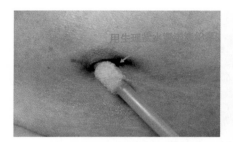

图 3-3-3　用生理盐水湿润涤纶套

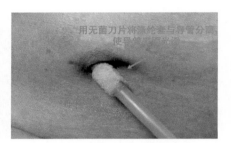

图 3-3-4　用无菌刀片将浅层
涤纶套与导管轻轻分离

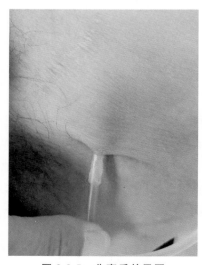

图 3-3-5　分离后效果图

【操作后处理】

1. 安置患者,整理用物。

2. 脱手套,洗手,记录出口处情况。

五、注意事项

1. 如果腹膜透析导管出口出现腹膜透析导管卡夫脱出,至少每天换药一次。

2. 洗澡时要用洗澡保护袋保护出口,用干净的水从上到下沐浴,严禁盆浴,淋浴后需立即进行出口处护理。

3. 妥善固定导管,避免牵拉。

4. 用无菌刀片将浅层涤纶套与导管轻轻分离,动作一定要小心、轻柔,防止刀片划破腹膜透析管路。

5. 出口评分系统(参照第一章第一节"腹膜透析导管正常出口护理")。

第四节　腹膜透析导管出口渗血、渗液护理

一、操作目的

防止皮肤细菌的滋生,减少出口处感染的机会,进而避免隧道炎及腹膜炎的发生。需固定导管,以延长其寿命。

二、适用范围

腹膜透析导管出口渗血、渗液的患者。

三、用物准备

用物名称	数量	用物名称	数量
无菌敷贴或纱布	若干	聚维酮碘溶液	1
无菌手套	2	无菌棉签	若干
0.9%氯化钠注射液 10mL	1	无菌棉球	若干
免洗手消毒液	1		

四、操作步骤

【操作前准备】

1.自身准备:仪表端庄、规范洗手、戴口罩。

2.用物准备:准备齐用物(见图3-4-1),检查质量。

3.环境准备:操作室空气消毒一日一次,每次60min。清洁桌面。操作前半小时避免扫地、铺床等易扬尘的工作,关闭门窗、风扇、空调。

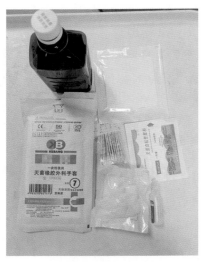

图3-4-1　准备齐用物

【操作过程】

1.核对患者身份。

2.评估患者病情、意识状态、自理能力及合作程度。

3.向患者解释操作目的及过程。

4.询问患者是否需要大小便。

5.协助患者取平卧位,戴上口罩。

6.操作人员戴手套。

7.取出患者身上的短管。

8.取下出口处的旧敷贴。如果敷贴和出口上的痂皮粘在一起,不能使劲拉扯,可以用无菌棉签蘸一些生理盐水浸湿粘连的地方,再取下敷贴(见图3-4-2)。

9. 仔细观察出口处情况,进行评估:轻压出口处周围皮肤,观察出口处有无红肿、压痛及分泌物;沿皮下隧道,轻压隧道处皮肤,观察出口处渗血、渗液情况(见图 3-4-3)。

10. 观察患者出口处渗血、渗液,用无菌棉球擦去渗出液,直至出口处无新鲜渗出液。

11. 脱手套,洗手。

12. 戴上无菌手套。

13. 用无菌棉签蘸生理盐水由内往外环形清洗出口处周围 1cm 以内的皮肤,清洗干净为止(见图 3-4-4)。

14. 用无菌棉签蘸聚维酮碘溶液擦洗出口处周围 1cm 以外的皮肤,注意要以出口处为圆心,由里向外环形擦洗,半径 4～5cm,避免让聚维酮碘溶液进到出口处和隧道里面,也不要沾染导管。至少擦洗 2 遍(见图 3-4-5)。

15. 等待 30～60s,自然风干,不可人为吹、扇。

16. 将无菌纱布折成 1/4 小方形,加压在出口处(见图 3-4-6),或用弹力绷带加压包扎。

17. 打开新的敷贴(见图 3-4-7)。

18. 在距离出口处 6cm 的位置,用高举平台固定法固定透析导管。

19. 用敷贴覆盖住纱布(见图 3-4-8)。

20. 将腹膜透析导管放入保护带中(见图 3-4-9)。

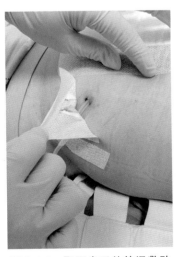 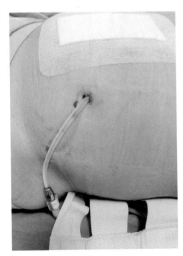

图 3-4-2　取下出口处的旧敷贴　　图 3-4-3　观察出口处渗血、
　　　　　　　　　　　　　　　　　　　　　　　渗液情况

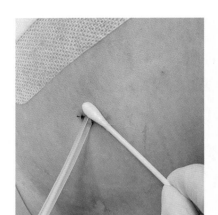

图3-4-4　用无菌棉签蘸生理盐水由内往外环形清洗出口处周围 1cm 以内的皮肤

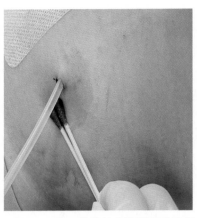

图 3-4-5　用无菌棉签蘸聚维酮碘消毒液擦洗出口处周围 1cm 以外的皮肤

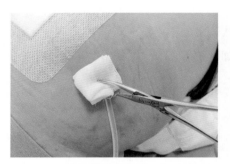

图 3-4-6　将无菌纱布折成 1/4 小方形，加压在出口处

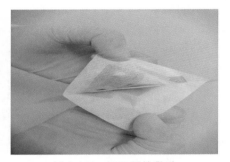

图 3-4-7　打开新的敷贴

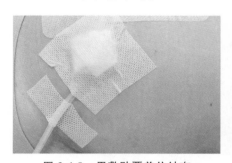

图 3-4-8　用敷贴覆盖住纱布

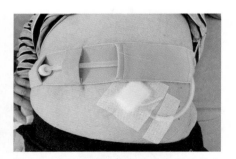

图 3-4-9　将腹膜透析导管放入保护带中

【操作后处理】

1.安置患者,整理用物(按医疗垃圾分类处理)。

2.脱手套,洗手,记录出口处情况。

五、注意事项

1.如果腹膜透析导管出口出现渗血或渗液,至少每天换药一次。

2.有渗血、渗液时,不予洗澡。渗血明显时,须卧床休息,减少活动,避免腹内压增高的动作,必要时停止腹膜透析治疗。

3.固定导管时,要顺着导管和外接短管的自然走势,不要扭曲、压折导管。

4.如果出口处有痂皮,不要强行揭掉,可以用生理盐水软化后轻轻去除。

5.如果出口持续渗血或渗液,增加换药次数。

6.出口评分系统(参照第一章第一节"腹膜透析导管正常出口护理")

第五节 隧道感染的出口护理

一、操作目的

减轻隧道感染,避免腹膜炎的发生。需固定导管,以延长其寿命。

二、适用范围

腹膜透析隧道感染的患者。

三、用物准备

用物名称	数量	用物名称	数量
无菌敷贴	1	无菌纱布	1
无菌棉签	2	治疗碗或无菌换药弯盘	1
聚维酮碘溶液	1	胶带	1
0.9氯化钠注射液 10mL	1	莫匹罗星软膏	1
无菌手套	2	免洗手消毒液	1

四、操作步骤

【操作前准备】

1.自身准备:仪表端庄、规范洗手、戴口罩。

2.用物准备:准备齐用物(见图 3-5-1),检查质量。

3.环境准备:操作室空气消毒一日一次,每次 60min。清洁桌面。操作前半小时避免扫地、铺床等易扬尘的工作,关闭门窗、风扇、空调。

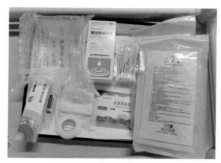

图 3-5-1　准备齐用物

【操作过程】

1.核对患者身份。

2.评估患者病情、意识状态、自理能力及合作程度。

3.向患者解释操作目的及过程。

4.询问患者是否需要大小便。

5.协助患者安置于舒适体位,戴上口罩。

6.操作人员戴手套。

7.取出患者身上的短管。

8.取下出口处的旧敷贴。如果敷贴和出口上的痂皮粘在一起,不能使劲拉扯,可以用无菌棉签蘸一些生理盐水浸湿粘连的地方,再取下敷贴。

9.仔细观察出口处情况,进行评估:如发现皮下隧道红肿,轻压隧道处皮肤,察看患者是否有压痛、硬结;轻压出口处周围皮肤,观察出口处有无红肿、压痛及分泌物(见图 3-5-2)。腹部浅表超声诊断:腹壁内腹膜透析导管周围有少量积液(见图 3-5-3)。

10.脱手套,洗手。

11.戴上无菌手套。

12. 用无菌棉签蘸生理盐水由内往外环形清洗出口处周围 1cm 以内的皮肤,清洗干净为止。

13. 用无菌棉签蘸聚维酮碘溶液擦洗出口处周围 1cm 以外的皮肤,注意要以出口处为圆心,由里向外环形擦洗,半径 4~5cm。避免让聚维酮碘溶液进到出口处和隧道里面,也不要沾染导管。至少擦洗 2 遍。

14. 等待 30~60s,自然风干,不可人为吹、扇。

15. 用无菌棉签蘸聚维酮碘溶液消毒,消毒范围大于皮下隧道红肿处皮肤,至少 2 遍。待干后,用鱼石脂软膏厚涂消毒皮肤处,用无菌纱布覆盖,用胶带固定。每日换药 1~2 次。

16. 打开新的敷贴。

17. 在距离出口处 6cm 的位置,用高举平台固定法固定透析导管。

18. 将敷贴贴于出口处。

19. 将腹膜透析导管放入保护带中。

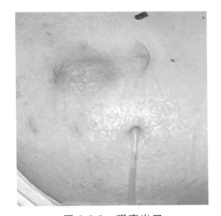

图 3-5-2　观察出口

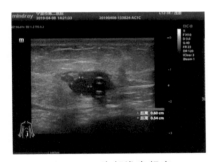

图 3-5-3　腹部浅表超声

【操作后处理】

1. 安置患者,整理用物(按医疗垃圾分类处理)。

2. 脱手套,洗手,记录出口处情况。

五、注意事项

1. 如果腹膜透析导管出现隧道感染,至少每天换药一次。

2. 出现隧道感染,应暂时不予洗澡,待好转后再洗澡。严禁盆浴。淋浴后需立即进行出口处护理。

3.固定导管时，要顺着导管和外接短管的自然走势，不要扭曲、压折导管。

4.如果出口处有痂皮，不要强行揭掉，可以用生理盐水软化后轻轻去除。

5.注意观察隧道及出口，如有异常及时联系腹膜透析专职医生或护士。

6.出口评分系统（参照第一章第一节"腹膜透析导管正常出口护理"）。

第六节　腹膜透析外接短管更换（擦拭法操作）

一、操作目的

保持连接短管功能正常，避免因连接短管密闭性降低而并发感染。

二、适用范围

腹膜透析外接短管每6个月更换一次。短管接头污染、破损或开关失灵时应立即更换。对腹膜炎患者，应更换短管。

三、用物准备

用物名称	数量	用物名称	数量
腹膜透析外接短管	1	污物桶	1
无菌手套	1	黄色垃圾袋	1
治疗巾	1	碘液微型盖	1
无菌换药碗	2	口罩	2
无菌碘伏纱布	2	治疗盘	1
无菌纱布	1	免洗手消毒液	1
保护套血管钳或白色管夹或医用导管夹	1	一次性手套	1

四、操作步骤

【操作前准备】

1.自身准备：仪表端庄、规范洗手、戴口罩。

2.用物准备:准备齐用物(见图 3-6-1),检查质量。

3.环境准备:操作室空气消毒一日一次,每次 60min。清洁桌面。操作前半小时避免扫地、铺床等易扬尘的工作,关闭门窗、风扇、空调。

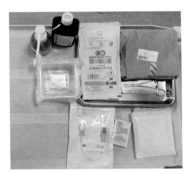

图 3-6-1 准备齐用物

【操作过程】

1.核对患者身份。

2.评估患者病情、意识状态、自理能力及合作程度。

3.向患者解释操作目的及过程。

4.询问患者是否需要大小便,确保患者腹腔内有腹膜透析液。

5.协助患者取坐位或半坐卧位。如患者病情不允许或体力不支,可取平卧位。

6.患者洗手,戴上口罩。

7.操作人员洗手,戴一次性手套。

8.取出患者身上外接短管,除去出口处敷贴,充分暴露腹膜透析导管。

9.检查导管有无裂痕或破损,检查隧道及出口处情况。

10.脱一次性手套,洗手。

11.距出口 7～10cm 处用有保护套的血管钳夹闭,或用白色管夹夹住近出口处导管(见图 3-6-2)。如没有白色管夹,可用医用导管夹替代。

12.铺无菌治疗巾,将空的无菌治疗碗垫于导管下。

13.视情况松开钛接头。

14.洗手,戴无菌手套。

15.取一块碘伏纱布,包裹钛接头与短管连接处,消毒(见图 3-6-3)。

16.分离短管与钛接头,头端朝下(见图 3-6-4)。

17.取另一块碘伏纱布裹住钛接头,一手固定导管,一手仔细擦洗钛接头螺纹3min以上。

18.避免无菌手套被污染。

19.用无菌干纱布擦去钛接头上的碘伏,并迅速连接短管,确定拧紧(见图3-6-5)。

20.检查碘液微型盖,打开包装袋。

21.取下有保护套的血管钳。

22.取下新短管盖子,引流腹膜透析液大于30mL(见图3-6-6)。如发现短管质量不合格,须立即重新更换。

23.关闭短管开关,换上碘液微型盖(见图3-6-7)。

24.根据出口处情况进行出口处护理。

25.在距离出口处6cm的位置,用高举平台固定法固定透析导管。将腹膜透析短管放入保护带中(见图3-6-8)。

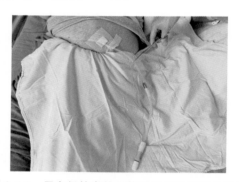

图 3-6-2　用有保护套的血管钳夹住近出口处导管

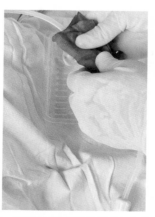

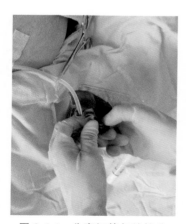

图3-6-3　用碘伏纱布包裹钛接头与短管连接处　　**图3-6-4　分离短管与钛接头**

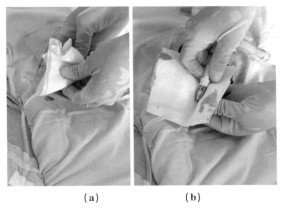

（a）　　　　　　　（b）

图 3-6-5　（a）擦净碘伏；（b）连接新短管

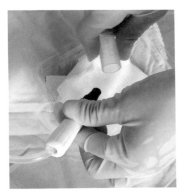

图 3-6-6　取下新短管盖子,引流腹膜透析液

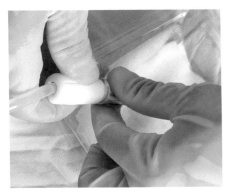

图 3-6-7　关闭短管开关,换上新的碘液微型盖

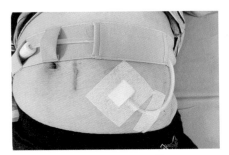

图 3-6-8　固定导管

【操作后处理】

1.安置患者,整理用物(按医疗垃圾分类处理)。

2.脱手套,洗手,记录更换短管时间并签名。

五、注意事项

1.严格无菌操作,动作轻柔,避免牵拉导管,并避免消毒液污染患者衣裤。

2.定期检查导管腹壁外部分与外接短管有无破损、老化,发现问题及时处理。

3.换管前应确保腹腔内有腹膜透析液,尽可能在换液前更换短管。

4.换管结束后,可进行一次常规出口处护理。

5.建议在换管后进行一次换液操作培训。

6.在换管等候时,可视情况进行患者教育。

7.外接短管至少每6个月更换一次。

第七节　腹膜透析外接短管更换(浸泡法操作)

一、操作目的

保持连接短管功能正常,避免因连接短管密闭性降低而并发感染。

二、适用范围

腹膜透析外接短管每6个月更换一次。短管接头污染、破损或开关失灵时应立即更换;对腹膜炎患者,抗感染治疗之前应更换短管。

三、用物准备

用物名称	数量	用物名称	数量
腹膜透析外接短管	1	无菌治疗巾	1
聚维酮碘溶液	1	无菌手套	2
一次性治疗碗	2	碘液微型盖	1
一次性弯盘	1	有保护套的血管钳、白色管夹或医用导管夹	1
无菌纱布	5	免洗手消毒液	1

四、操作步骤

1.自身准备:仪表端庄、规范洗手、戴口罩。

2.用物准备:准备齐用物(见图 3-7-1),检查质量。

3.环境准备:操作室空气消毒一日一次,每次 60min。清洁桌面。操作前半小时避免扫地、铺床等易扬尘的工作,关闭门窗、风扇、空调。

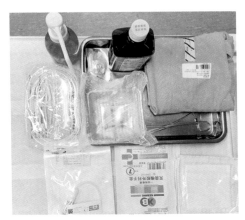

图 3-7-1　准备齐用物

【操作过程】

1.核对患者身份。

2.评估患者病情、意识状态、自理能力及合作程度。

3.向患者解释操作目的及过程。

4.询问患者是否需要大小便,确保患者腹腔内有腹膜透析液。

5.协助患者取坐位或半坐卧位。如患者病情不允许或体力不支,可取平卧位。

6.患者洗手、戴上口罩。

7.操作人员洗手。

8.取出患者身上外接短管,除去出口处敷贴,充分暴露腹膜透析导管。

9.检查导管有无裂痕或破损,检查隧道及出口处情况。

10.距出口 7~10cm 处用有保护套的血管钳夹闭,或用白色管夹夹住近出口处导管(见图 3-7-2)。如没有白色管夹,可用医用导管夹替代。

11.在患者协助下提起短管,铺无菌治疗巾。

12.视情况松开钛接头。

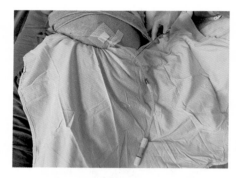

图 3-7-2　用有保护套的血管钳夹住近出口处导管

13.打开两个治疗碗,其中一个治疗碗内放入 3 块无菌纱布,倒入适量聚维酮碘溶液以浸湿纱布,另一个治疗碗内倒入约 50mL 聚维酮碘溶液。

14.操作人员戴无菌手套,取浸有聚维酮碘溶液的纱布擦拭钛接头连接处,以钛接头为中心向管的两端(各 5cm)擦拭约 1min,以上、下、中间的顺序环形擦拭,每次用一块纱布(见图 3-7-3)。擦拭时注意固定导管,避免牵拉。

15.把钛接头与短管连接处浸泡在另一治疗碗中,使其完全浸没在聚维酮碘溶液中 10min(见图 3-7-4)。

16.脱手套,再次洗手。

17.将无菌纱布放入一次性弯盘中,打开新外接短管包装并检查,避免污染(见图 3-7-5)。

18.在患者协助下悬空提起短管,移开治疗碗(见图 3-7-6)。

19.操作人员戴无菌手套。

20.用无菌纱布裹住消毒后的钛接头,擦干表面附着的聚维酮碘溶液(见图 3-7-7)。

21.更换纱布裹住钛接头,头朝下拧开旧短管,迅速连接新短管,确定拧紧,关闭开关(见图 3-7-8)。

22.取下有保护套的血管钳。

23.取下新短管盖子,引流腹膜透析液大于 30mL。如发现短管质量不合格,须立即更换。

24.检查并更换新的碘液微型盖(见图 3-7-9)。

25.检查出口,给出口换药(参照第一章第一节"腹膜透析导管正常出口护理")。

26.在距离出口处 6cm 的位置,用高举平台固定法固定透析短管。将腹膜透析短管放入保护带中(见图 3-7-10)。

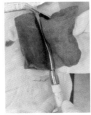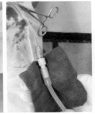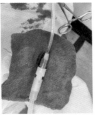

图 3-7-3　用浸有聚维酮碘溶液的纱布
擦拭钛接头连接处

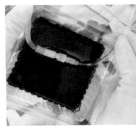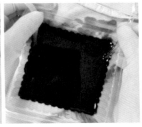

图 3-7-4　将钛接头与短管
连接处浸泡在聚维酮碘溶液中

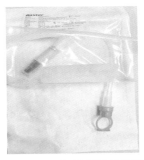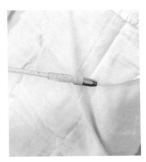

图 3-7-5　打开新外接短管包装　　图 3-7-6　悬空提起短管

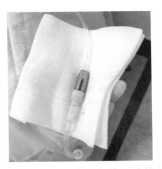

图 3-7-7　用无菌纱布擦干钛接头

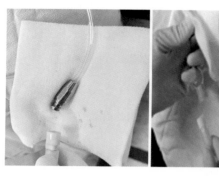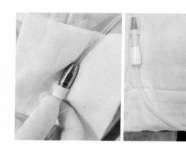

图 3-7-8　连接新短管

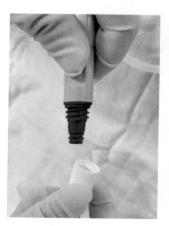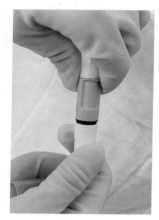

图 3-7-9　更换碘液微型盖

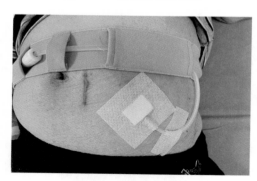

图 3-7-10　固定短管

【操作后处理】

1. 安置患者,整理用物(按医疗垃圾分类处理)。

2. 脱手套、洗手,记录更换短管时间并签名。

五、注意事项

1. 严格无菌操作,动作轻柔,避免牵拉导管,防止消毒液污染患者衣裤。钛接头与部分外管要充分浸泡在消毒液中10min,避免因患者活动使钛接头露出消毒液的液面而消毒不彻底,或消毒时间不够。

2. 定期检查导管腹壁外部分与外接短管有无破损、老化,发现问题及时处理。

3. 换管前保证腹腔内有腹膜透析液,尽可能在换液前更换短管。

4. 换管结束后,可进行一次常规出口处护理。

5. 建议在换管后进行一次换液操作培训。

6. 在换管等候时,可视情况进行患者教育。

8. 外接短管至少每6个月更换一次。

第八节　钛接头处导管破损时的短管更换

一、操作目的

保持导管功能正常,避免因导管破损而并发感染。

二、适用范围

腹膜透析导管钛接头处破损的患者。

三、用物准备

用物名称	数量	用物名称	数量
腹膜透析外接短管	1	拆线包	1
聚维酮碘溶液	1	无菌手套	3
一次性治疗碗	4	碘液微型盖	1

续　表

用物名称	数量	用物名称	数量
一次性弯盘	2	20mL 注射器	1
无菌纱布	7	有保护套的血管钳、白色管夹或医用导管夹	1
无菌治疗巾	2	免洗手消毒液	1
0.9%生理盐水 10mL	2		

四、操作步骤

【操作前准备】

1. 自身准备:仪表端庄、规范洗手、戴口罩。

2. 用物准备:准备齐用物(见图 3-8-1),检查质量。

3. 环境准备:操作室空气消毒一日一次,每次 60min。清洁桌面。操作前半小时避免扫地、铺床等易扬尘的工作,关闭门窗、风扇、空调。

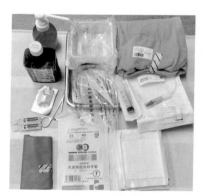

图 3-8-1　用物准备

【操作过程】

1. 核对患者身份。

2. 评估患者病情、意识状态、自理能力及合作程度。

3. 向患者解释操作目的及过程。

4. 询问患者是否需要大小便,确保患者腹腔内有腹膜透析液。

5. 协助患者取坐位或半坐卧位,如患者病情不允许或体力不支,可取平卧位。

6.患者洗手、戴上口罩。

7.操作人员洗手。

8.取出患者身上外接短管,检查导管有无裂痕或破损,钛接头与短管连接是否紧闭(见图 3-8-2)。

9.距出口 7～10cm 处,用有保护套的血管钳夹闭,或用白色管夹夹住近出口处导管(见图 3-8-3)。如没有白色管夹,可用医用导管夹替代。

10.在患者协助下提起短管,铺无菌治疗巾。

11.打开两个治疗碗,其中一个治疗碗内放入 4 块无菌纱布,倒入适量聚维酮碘溶液以浸湿纱布,另一个治疗碗内倒入约 50mL 聚维酮碘溶液(见图 3-8-4)。

12.操作人员戴无菌手套,取浸有聚维酮碘溶液的纱布擦拭钛接头连接处(超出破损处),以钛接头为中心向管的两端(各 5cm)擦拭约 1min,以上、下、中间的顺序环形擦拭,每次用一块纱布(见图 3-8-5)。擦拭时注意固定导管,避免牵拉。

13.把钛接头与短管连接处浸泡在另一治疗碗中,使其完全浸没在聚维酮碘溶液中 10min(见图 3-8-6)。

14.在患者协助下悬空提起短管,移开治疗碗(见图 3-8-7)。

15.操作人员戴无菌手套。

16.用无菌纱布裹住消毒后的钛接头,擦干表面附着的聚维酮碘溶液(见图 3-8-8)。

17.治疗碗内倒入约 50mL 聚维酮碘溶液,将无菌纱布放入一次性弯盘中。

18.更换纱布裹住钛接头,头朝下拧开旧短管(见图 3-8-9)。分离钛接头和导管,把钛接头浸泡于新聚维酮碘溶液内 10min(见图 3-8-10)。

19.取浸有聚维酮碘溶液的纱布擦拭导管,平整地剪去破损处导管,取无菌纱布包裹导管(见图 3-8-11)。

20.用生理盐水冲洗浸泡后的钛接头,打开新短管包装,更换无菌手套,用无菌纱布擦洗钛接头(见图 3-8-12)。连接导管与钛接头(见图 3-8-13),迅速连接新短管,确定拧紧,关闭开关。

21.取下有保护套的血管钳。

22.取下新短管盖子,引流腹膜透析液大于 30mL。如发现短管质量不合格,须立即更换。

23.检查并更换新的碘液微型盖(见图 3-8-14)。

24.检查出口,给出口换药(参照第一章第一节"腹膜透析导管正常出口护理")。

25.在距离出口处 6cm 的位置,用高举平台固定法固定透析短管。将腹膜透析短管放入保护带中(图 3-8-15)。

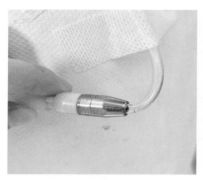 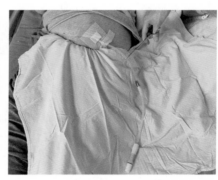

图 3-8-2　检查外接短管　　图 3-8-3　用有保护套的血管钳夹住近出口处导管

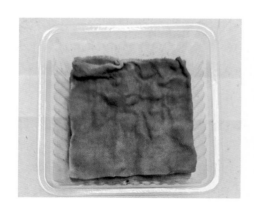 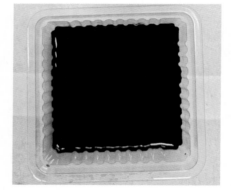

图 3-8-4　两个治疗碗

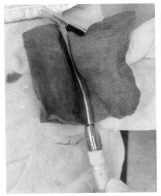
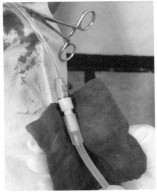
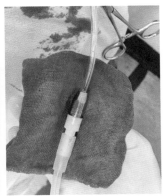

图 3-8-5　用浸有聚维酮碘溶液的纱布擦拭钛接头连接处

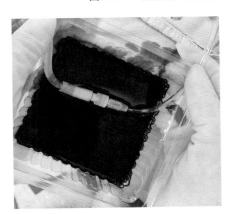
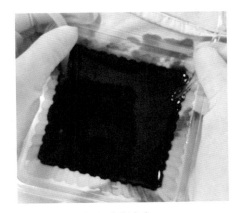

图 3-8-6　将钛接头与短管连接处浸泡在聚维酮碘溶液中

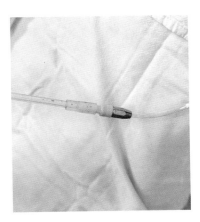
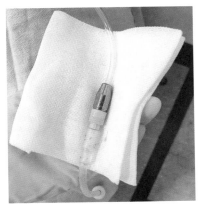

图 3-8-7　悬空提起短管　　　　图 3-8-8　用无菌纱布擦干钛接头

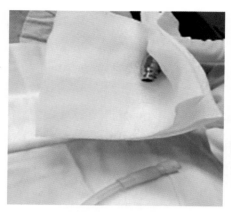

图 3-8-9　拧下旧短管

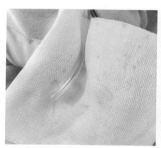 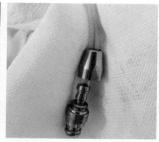 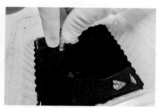

图 3-8-10　拧下钛接头并浸泡

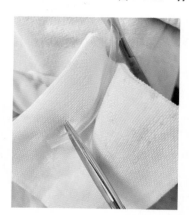 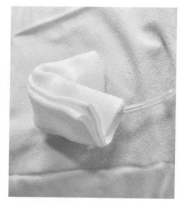

图 3-8-11　剪去破损处导管,用无菌纱布包裹导管

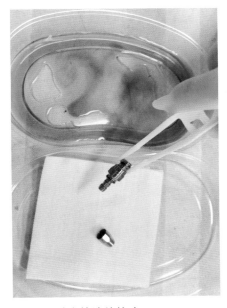

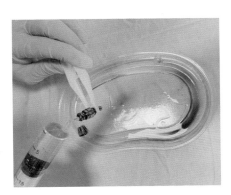

图 3-8-12　用生理盐水冲洗钛接头，用纱布擦洗钛接头

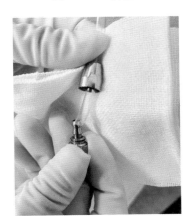

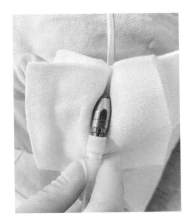

图 3-8-13　连接导管与钛接头

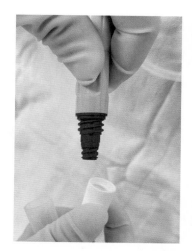
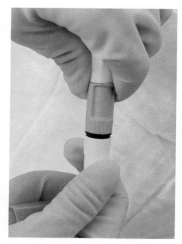

图 3-8-14　更换碘液微型盖：取下新短管的盖子，换上新的碘液微型盖

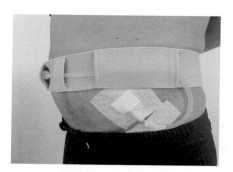

图 3-8-15　固定短管

【操作后处理】

1.安置患者，整理用物（按医疗垃圾分类处理）。

2.脱手套、洗手，记录更换短管时间并签名。

五、注意事项

1.严格无菌操作，动作轻柔，避免牵拉导管，防止消毒液污染患者衣裤。钛接头与部分外管要充分浸泡在消毒液中 10min，避免因患者活动使钛接头露出消毒液的液面而消毒不彻底，或消毒时间不够。

2.换管前保证腹腔内有腹膜透析液，尽可能在换液前更换短管。

3.换管结束后，常规进行腹腔冲洗一袋透析液，并留取标本。腹腔内加药抗感染治疗。

4.换管结束后,可进行一次常规出口处护理。

5.建议在换管后进行一次腹膜透析换液操作培训。

6.在换管等候时,可视情况进行患者教育。

7.外接短管至少每6个月更换一次。

第九节　腹膜透析常规换液操作

一、操作目的

排出患者体内的代谢废物,纠正水、电解质和酸碱失衡。

二、适用范围

腹膜透析患者。

三、用物准备

用物名称	数量	用物名称	数量
腹膜透析液(根据医嘱)	1	记录笔	1
医用导管夹	2	电子秤	1
碘液微型盖	1	输液架	1
免洗手消毒液	1	盛放引流袋塑料盆	1
腹膜透析治疗记录本	1	恒温箱	1

四、操作步骤

【操作前准备】

1.自身准备:仪表端庄、规范洗手、戴口罩。

2.用物准备:准备齐用物(见图3-9-1),检查质量;将腹膜透析液放于恒温箱内加温至37℃。

3.环境准备:操作室空气消毒一日一次,每次60min。清洁桌面。操作前半小时避免扫地、铺床等易扬尘的工作,关闭门窗、风扇、空调。

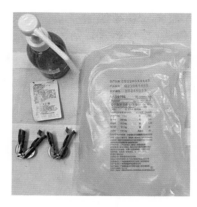

图 3-9-1　准备齐用物

【操作过程】

1.核对患者身份。

2.评估患者病情、意识状态、自理能力及合作程度。

3.向患者解释操作目的及过程。

4.询问患者是否需要大小便。

5.将患者安置于合适体位（卧位或坐位）。

6.取出患者身上的短管,确保短管处于关闭状态。

7.腹膜透析液质量检查

（1）撕开腹膜透析液外包装,查看有效期。

（2）用力按压腹膜透析液,查看药液有无渗漏（见图 3-9-2）。

（3）查看绿色出口塞有无断裂,腹膜透析液有无流入管路。

（4）检查接口拉环是否紧密。

（5）检查引流袋是否完整、干燥。

8.查看碘液微型盖的有效日期及外包装的完整性,确保无漏气（见图 3-9-3）。

9.连接

（1）拉开腹膜透析液接口拉环（见图 3-9-4）。

（2）取下短管上的碘液微型盖（见图 3-9-5）。

（3）旋转腹膜透析液管路连接端口与短管末端迅速相连,连接时应短管口朝下,避免牵拉管路（见图 3-9-6）。

（4）旋拧管路连接端口与短管至完全密合。

10.引流

（1）将腹膜透析液悬挂在高于患者腹部50～60cm处，用管路夹子夹住入液管路（见图3-9-7）。

（2）引流袋放于低位塑料盆内，低于患者腹部50～60cm，光面朝上（见图3-9-8）。

（3）将短管开关打开，开始引流，并观察引流是否通畅及引流的速度，观察引流液是否澄清。

（4）引流完毕后关闭短管。

11.冲洗

（1）将腹膜透析液袋口的绿色出口塞折断（见图3-9-9）。

（2）移开入液管路的夹子。

（3）腹膜透析液流入引流袋，约5s。

（4）用管路夹子夹住引流管路（见图3-9-10）。

12.灌注

（1）打开短管旋钮开关，开始灌注（见图3-9-11）。

（2）灌注结束后关闭短管。

（3）用另一个管路夹子夹住入液管路。

13.分离

（1）撕开碘液微型盖的外包装，检查微型盖内海绵是否浸润碘液（见图3-9-12）。

（2）将短管与腹膜透析液连接口分离。

（3）短管朝下，旋紧碘液微型盖至完全密合（见图3-9-13）。

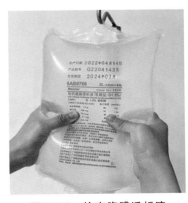

图3-9-2　检查腹膜透析液

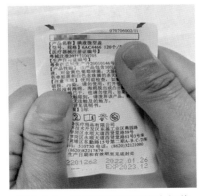

图3-9-3　查看碘液微型盖外包装

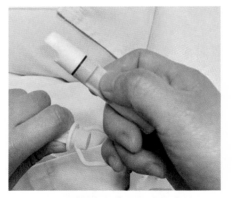

图 3-9-4　拉开腹膜透析液接口拉环

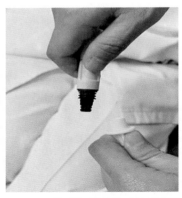

图3-9-5　取下短管上的碘液微型盖

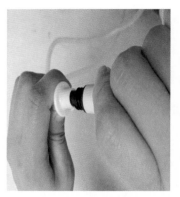

图 3-9-6　连接短管与端口

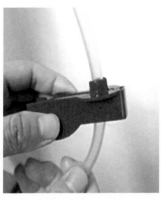

图 3-9-7　用管路夹子夹住入液管路

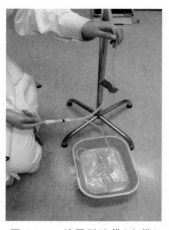

图 3-9-8　放置引流袋（空袋）

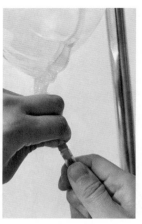

图 3-9-9　折断绿色出口塞

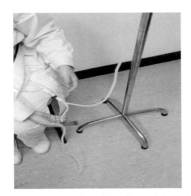

图 3-9-10　用管路夹子夹住引流管路

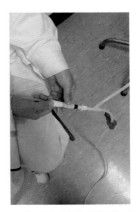

图 3-9-11　打开短管旋钮开关,开始灌注

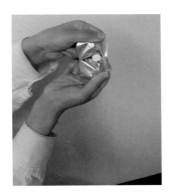

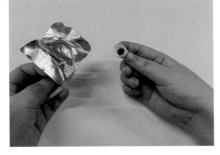

图 3-9-12　检查碘液微型盖

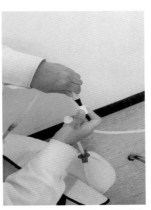

图 3-9-13　旋紧碘液微型盖

【操作后处理】

1．安置患者,整理用物(按医疗垃圾分类处理)。

2．观察透出液性质、颜色及澄清度。

3．将透出液称重,计算超滤量(见图3-9-14)。

4．按消毒隔离原则终末处理废液。

5．洗手、记录。

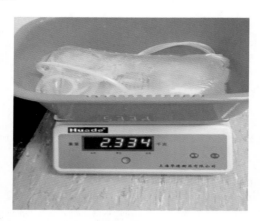

图 3-9-14　透出液称重

五、注意事项

1．整个腹膜透析换液过程必须严格无菌操作,保证碘液微型盖一次性使用。

2．换液过程中注意观察患者有无不适主诉,引流、灌入是否通畅。引流需 15～20min。如引流时间过长,嘱患者适当更换体位;灌入需 10min,如所需时间过长,可适当加压灌入。

3．指导患者用手感受加温后的腹膜透析液袋的温度,避免过热或过冷的腹膜透析液灌入腹腔。

4．置管术后部分患者换液时疼痛明显,可适当减慢灌入或引流的速度,以减轻疼痛。

5．注意保护导管,防止导管过度牵拉。

第十节　换液时发生引流不畅的操作(纤维蛋白堵塞处理)

一、操作目的

保持腹膜透析液灌入和引流均通畅,以维持正常的腹膜透析治疗。

二、适用范围

腹膜透析液单向或双向引流障碍的患者。

三、用物准备

用物名称	数量	用物名称	数量
腹膜透析液(根据医嘱)	1	肝素钠注射液	1
50mL 注射器	2	尿激酶	1
10mL 注射器	1	医用导管夹	2
1mL 注射器	1	碘液微型盖	2
0.9%氯化钠注射液 10mL	若干	免洗手消毒液	1

四、操作步骤

【操作前准备】

1.自身准备:仪表端庄、规范洗手、戴口罩。

2.用物准备:准备齐用物(见图 3-10-1),检查质量;将腹膜透析液放入恒温箱内加温至 37℃。

3.环境准备:操作室空气消毒一日一次,每次 60min。清洁桌面。操作前半小时避免扫地、铺床等易扬尘的工作,关闭门窗、风扇、空调。

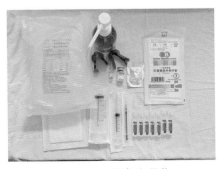

图 3-10-1　准备齐用物

【操作过程】

1. 核对患者身份。

2. 评估患者病情、意识状态、自理能力及合作程度。

3. 向患者解释操作目的及过程。

4. 询问患者是否需要大小便,确保患者腹腔内有腹膜透析液。

5. 协助患者取坐位或半坐卧位。如患者病情不允许或体力不支,可取平卧位。

6. 患者洗手、戴上口罩。

7. 操作人员洗手。

8. 取出患者身上的短管,确保短管为关闭状态。

9. 洗手,戴无菌手套。

10. 取下碘液微型盖,连接注射器。注意用无菌纱布包裹短管末端,避免短管末端裸露。

11. 打开短管开关,用 0.9％氯化钠注射液 50mL 快速加压推入腹膜透析导管,严禁回抽(见图 3-10-2)。

12. 考虑到纤维素或血凝块会堵塞导管,可使用肝素钠或尿激酶封管。肝素钠 1000U 加 0.9％氯化钠注射液 10mL 或尿激酶 2 万 U 加 0.9％氯化钠注射液 10mL 推入腹膜透析导管中(见图 3-10-3)。

13. 指导患者下床活动,增加肠蠕动,保持大便通畅。

14. 保守治疗无效时,可考虑手术治疗。

15. 使用肝素钠注射液或尿激酶封管后仍灌入或引流不畅,考虑网膜包裹者,应尽早手术治疗。

【操作后处理】

1. 安置患者,整理用物(按医疗垃圾分类处理)。

2. 观察腹膜透析液灌入和引流的速度,观察引流液的颜色、澄清度。

3. 透出液称重、记录,计算超滤量。

4. 按消毒隔离原则终末处理废液。

5. 洗手、记录。

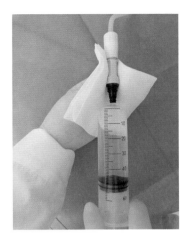

图 3-10-2　用 50mL 注射液快速加压
推入腹膜透析导管中

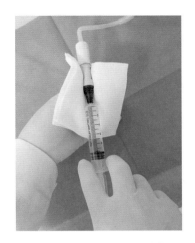

图 3-10-3　用 10mL 注射液推入
腹膜透析导管中

五、注意事项

1.整个腹膜透析换液过程必须严格无菌操作。

2.换液过程中注意观察患者有无不适主诉,引流、灌入是否通畅。如引流时间过长,嘱患者适当更换体位;如灌入时间过长,可适当加压灌入。

3.指导患者用手感受加温后的腹膜透析液袋的温度,选择(37±1)℃范围的温度。

4.部分患者置管术后换液时疼痛明显,可适当调节透析液袋的高度,以减轻疼痛。

5.注意保护导管,防止导管过度牵拉。

第十一节　换液时发生引流不畅的操作(导管移位处理)

一、操作目的

保持腹膜透析液灌入和引流均通畅,以维持正常的腹膜透析治疗。

二、适用范围

腹膜透析患者导管移位的患者。

三、用物准备

用物名称	数量
腹膜透析液（根据医嘱）	1
碘液微型盖	1
医用导管夹	2

四、操作步骤

【操作前准备】

1.自身准备：仪表端庄、规范洗手、戴口罩。

2.用物准备：准备齐用物，检查质量；将腹膜透析液放入恒温箱内加温至 37℃。

3.环境准备：操作室空气消毒一日一次，每次 60min。清洁桌面。操作前半小时避免扫地、铺床等易扬尘的工作，关闭门窗、风扇、空调。

【操作过程】

1.核对患者身份。

2.评估患者病情、意识状态、自理能力及合作程度。

3.向患者解释操作目的及过程。

4.询问患者是否需要大小便。

5.指导患者：使用缓泻剂，保持大便通畅。行动方便者可在家属陪伴下做"下楼梯"运动（见图 3-11-1）。如老年患者体质较弱、行动不便，可手扶床头连续蹬脚运动（见图 3-11-2）。

6.必要时加压冲洗管道。①将患者安置于合适体位。②护士准备：洗手。③用力挤压灌入的腹膜透析液，同时让患者做蹬脚运动（见图 3-11-3）。同时观察腹膜透析液灌入和引流的速度，观察引流液的颜色、澄清度。

7.手法复位：根据腹膜透析导管漂移在腹腔的位置设计复位路径，通过按、压、振等手法由轻到重使腹膜透析导管回位。

8.妥善固定导管，使用合适的保护带。

9.保守治疗无效时，可考虑手术治疗。

10.如网膜包裹者，应尽早手术治疗。

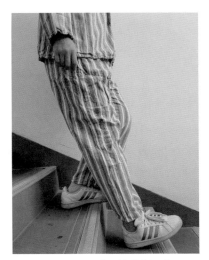

图 3-11-1 "下楼梯"运动

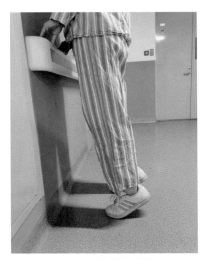

图 3-11-2 连续踮脚运动

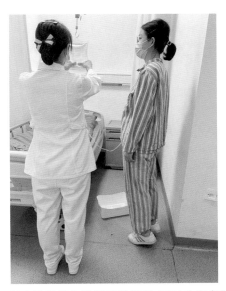

图 3-11-3 用力挤压灌入的腹膜透析液,同时让患者做踮脚运动

【操作后处理】

1.安置患者,整理用物(按医疗垃圾分类处理)。

2.观察透出液性质、颜色及澄清度。

3.将透出液称重,计算超滤量。

4.按消毒隔离原则终末处理废液。

5.洗手、记录。

五、注意事项

1.整个腹膜透析换液过程必须严格无菌操作,保证碘液微型盖一次性使用。

2.换液过程中注意观察患者有无不适主诉,引流、灌入是否通畅。如引流时间过长,嘱患者适当更换体位;如灌入时间过长,可适当加压灌入。

3.指导患者用手感受加温后的腹膜透析液袋的温度,选择(37±1)℃范围的温度。

4.部分患者置管术后换液时疼痛明显,可适当调节透析液袋的高度,以减轻疼痛。

5.注意保护导管,防止导管过度牵拉。

第十二节　腹膜透析液中加入药物

一、操作目的

1.治疗腹膜炎。

2.预防导管阻塞。

3.特殊患者的给药(如对糖尿病患者,腹膜透析液里加胰岛素进行降糖治疗;对低钾血症患者,腹膜透析液里加钾进行补钾治疗)。

二、适用范围

1.腹膜透析相关感染的抗感染治疗。

2.对于腹膜透析液引流速度慢或引流液中有大量白色絮状物的患者,在腹膜透析液中加药以预防导管阻塞。

3.需要严格控制入量或其他给药途径治疗不理想时,予腹腔内给药。

三、用物准备

用物名称	数量	用物名称	数量
腹膜透析液(根据医嘱)	1	一次性无菌针头(7 号)	1
药物(根据医嘱)	1	复合碘医用棉签	1
一次性注射器(大小根据药量)	数个	免洗手消毒液	1
利器盒	1	污物盒	1

四、操作步骤

【操作前准备】

1. 自身准备:仪表端庄、规范洗手、戴口罩。

2. 用物准备:准备齐用物(见图 3-12-1),检查质量。

3. 环境准备:操作室空气消毒一日一次,每次 60min。清洁桌面。操作前半小时避免扫地、铺床等易扬尘的工作,关闭门窗、风扇、空调。

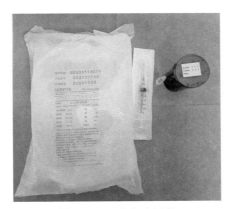

图 3-12-1　准备齐用物

【操作过程】

1. 根据医嘱,严格"三查八对"。

2. 打开腹膜透析液外包装,检查腹膜透析液质量(浓度、容量、有效期、腹膜透析液是否澄清)、拉环是否松动、绿色出口塞有无折断、引流袋有无破损。

3. 正确消毒腹膜透析液加药口 2 遍(见图 3-12-2)。

4.核对药物,正确消毒药物瓶口,选择合适的注射器,按无菌技术抽取药液。

5.如注射器针头大于7号,予以更换。

6.再次核对药物,确认无误后,将针头对准腹膜透析液加药口的正中点以垂直方向插入,注入药液。注意针头勿刺破腹膜透析液袋,以防药液污染和外渗(见图3-12-3)。

7.摇匀并挤压腹膜透析液,观察有无渗漏(见图3-12-4)。

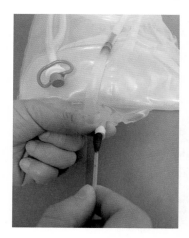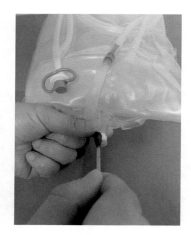

图 3-12-2　腹膜透析液加药口消毒

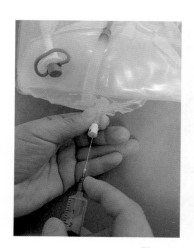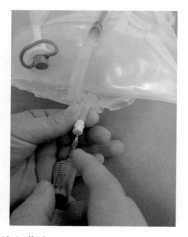

图 3-12-3　注入药液

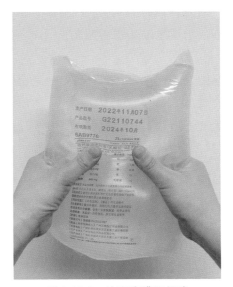

图 3-12-4　检查腹膜透析液

【操作后处理】

1.整理用物(按医疗垃圾分类处理)。

2.洗手,记录执行时间并签名。

五、注意事项

1.加药前评估患者有无食物、药物过敏史。

2.留取腹膜炎标本后再加药。

3.遵医嘱加药,严格无菌操作,避免因污染而引发腹膜炎。

4.需在腹膜透析液加热后加药,加药后立即换液。

5.注意药物配伍禁忌,避免用同一个注射器抽取不同药物。如万古霉素和头孢他啶在大于 1L 的腹膜透析液中混合时是生物相容的,但在同一个注射器或空透析液袋中混合以备再注入时,它们是生物不相容的。氨基糖苷类抗生素不能和青霉素加到同一袋腹膜透析液中,以免生物不相容。

6.注入加药口的针头不宜大于 7 号,避免因戳破腹膜透析液袋而引起漏液。

7.抗生素加药后留腹时间≥6h。

8.腹膜透析相关性腹膜炎加药操作的常见并发症及处理如下:

（1）过敏反应：表现为皮疹、瘙痒等不适，确诊为抗生素过敏，予立即停药，遵医嘱改抗生素和使用抗过敏药物。用药前及时评估患者有无食物、药物过敏史。

（2）腹膜透析液污染：加药时严格无菌操作，选择合适的针头。

第十三节　腹膜透析通管/封管

一、操作目的

防止各种原因导致的腹膜透析管堵塞。

二、适用范围

1.腹膜透析通管/封管操作的适应证：腹膜透析导管功能不良，包括堵管、移位和网膜包裹等。

2.腹膜透析通管/封管操作的禁忌证：凝血功能障碍者不适合使用尿激酶。

三、用物准备

用物名称	数量	用物名称	数量
药物（根据医嘱）	1	无菌巾	1
无菌手套	1	复合碘医用棉签	1
碘液微型盖	1	免洗手消毒液	1
治疗盘	1	污物盒	1
利器盒	1	纱布	1

四、操作步骤

【操作前准备】

1.自身准备：仪表端庄、规范洗手、戴口罩。

2.用物准备：准备齐用物（见图3-13-1），检查质量。

3.环境准备：操作室空气消毒一日一次，每次60min。清洁桌面。操作前半小时避免扫地、铺床等易扬尘的工作,关闭门窗、风扇、空调。

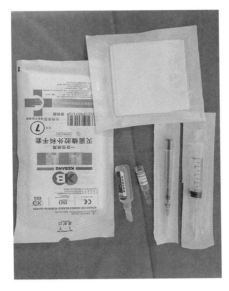

图 3-13-1　准备齐用物

【操作过程】

1. 将配置好的封管药物(根据医嘱)置于铺好的无菌盘内。

2. 携带用物至患者床旁。

3. 核对患者身份。

4. 评估患者病情、意识状态、自理能力及合作程度。

5. 向患者解释操作目的及过程。

6. 询问患者是否需要大小便。

7. 协助患者取合适体位,戴上口罩。

8. 取出导管并妥善固定,避免牵拉。铺无菌巾于短管下面,新的碘液微型盖撕开备用(见图 3-13-2)。

9. 戴无菌手套,旋下碘液微型盖,将抽好药物的注射器与短管末端连接(见图 3-13-3)。

10. 打开短管开关,将药物缓慢匀速推入腹腔。如遇阻力,切勿回抽注射器。关闭开关,分离注射器和短管。

11. 取出新的碘液微型盖拧紧(见图 3-13-4)。

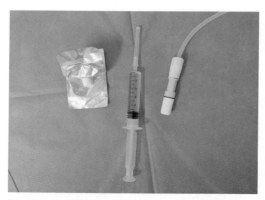

图 3-13-2 铺无菌巾于短管下面,新碘液微型盖撕开备用

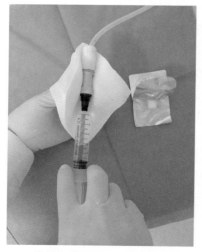

图3-13-3 将抽好药物的注射器与短管末端连接

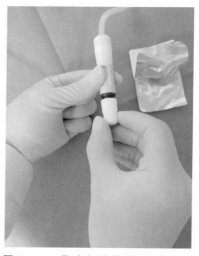

图 3-13-4 取出新的碘液微型盖拧紧

【操作后处理】

1. 整理用物(按医疗垃圾分类处理)。

2. 脱手套,洗手,记录执行时间并签名。

五、注意事项

1. 评估患者有无用药禁忌证,特别是凝血功能和脏器出血情况等。

2. 连接短管严格遵守无菌操作原则。

3. 用药严格遵守"三查八对"原则。

4. 按时巡视,观察有无接口脱开情况,避免污染。

5.用药后注意宣教出血的观察和适当活动以促进导管功能恢复。

6.腹膜透析通管/封管操作的常见并发症及处理如下：

（1）外接短管污染：严格无菌操作，万一污染予更换短管。

（2）出血：通管/封管后注意观察有无出血情况，一旦出现鼻出血、痰中带血、黑便、血便、血尿、呕血、眼底出血、球结膜出血或皮下淤血等，须汇报医生，并来院处理。

（3）接口脱开污染：确定连接牢固再推注药液，加强巡视。一旦发现脱开，须停止用药并汇报医生，根据污染情况遵医嘱处理。

第十四节　腹膜炎留取标本

一、操作目的

采集腹膜透析引流液做病原学检查及药敏试验，作为感染诊疗的依据。

二、适用范围

1.腹膜透析患者腹膜透析液浑浊。

2.腹膜透析患者有腹痛腹胀不适。

三、用物准备

用物名称	数量	用物名称	数量
腹膜透析液（根据医嘱）	1	复合碘医用棉签	1
标本留取容器（根据医嘱）	数个	免洗手消毒液	1
一次性注射器（大小根据标本）	数个	污物盒	1
利器盒	1	采血针	1

四、操作步骤

【操作前准备】

1.自身准备：仪表端庄、规范洗手、戴口罩。

2.用物准备

（1）核对医嘱，打印条形码。

（2）双人核对医嘱及条形码。

（3）将条形码黏贴在相应的标本容器上。

（4）准备齐用物（见图 3-14-1），检查质量。

3.环境准备：操作室空气消毒一日一次，每次 60min。清洁桌面。操作前半小时避免扫地、铺床等易扬尘的工作，关闭门窗、风扇、空调。

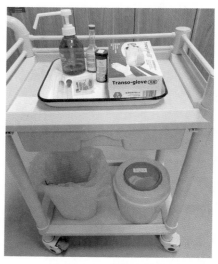

图 3-14-1　准备齐用物

【操作过程】

1.携用物至患者床旁。

2.核对患者身份。

3.向患者解释操作目的及过程。

4.操作人员戴手套。

5.查看腹膜透析引流袋情况，确保完好、无破损、污染等异常情况。

6.取腹膜透析液常规时的操作：

（1）再次核对。

（2）将引流袋中的透析液摇匀。

（3）正确消毒腹膜透析液引流袋表面 2 遍，常规消毒，范围＞5cm（见图 3-14-2）。

（4）用 20mL 一次性无菌注射器抽取 10mL 腹膜透析液（见图 3-14-3），

注入常规标本容器中(见图 3-14-3)。

(5)检查标本,及时送检,避免污染。

(6)再次核对。

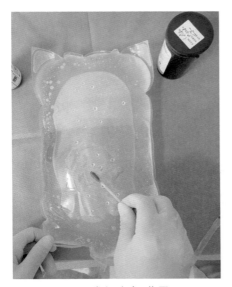

图 3-14-2　常规消毒,范围＞5cm

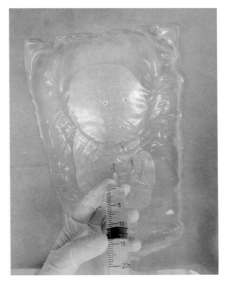

图 3-14-3　抽取 10mL 腹膜透析液

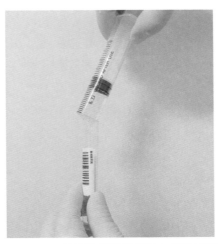

图3-14-4　抽取腹膜透析液注入标注容器

7.取腹膜透析液培养时的操作：

（1）再次核对。

（2）将腹膜透析引流袋悬挂静置30min。

（3）正确消毒引流袋底部2遍，常规消毒，范围＞5cm（见图3-14-5）。

（4）正确消毒血培养瓶，用采血针连接培养瓶，留取标本10～20mL（见图3-14-6）。

（5）检查标本，及时送检，避免污染。

（6）再次核对。

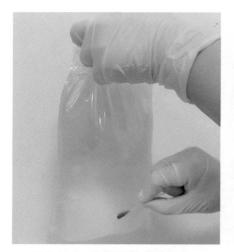

图3-14-5 常规消毒，范围＞5cm

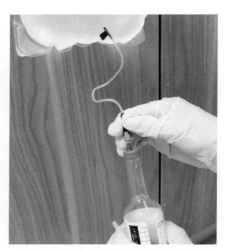

图3-14-6 用采血针连接培养瓶，留取标本

【操作后处理】

1.整理用物（按医疗垃圾分类处理）。

2.脱手套，洗手，记录执行时间并签名。

五、注意事项

1.严格执行查对制度和无菌操作原则。

2.采集标本的方法、量和时间要准确。怀疑发生腹膜炎时，应立即取透出液标本送检（以首袋出现浑浊的透出液最佳），留取过程中注意避免污染。若不能立即送检，透出液应存放于冰箱中冷藏，而已行标本接种的血培养应保存在室温或者37℃。如APD患者就医时为干腹，需注入1L腹膜透析液留腹2h再引流留取标本送检。

3.同时抽取多个项目的标本时,注入标本容器的先后顺序依次为无菌培养瓶、常规干燥容器。

4.对于有条件的单位,推荐使用离心后的培养方法:将50mL透出液3000g离心15min,取沉淀物加入3~5mL无菌生理盐水中悬浮,再分别接种到固体培养基和标准血培养中。固体培养基在需氧、微需氧和厌氧的环境中孵育,该方法的培养阳性率应大于95%。对于已开始抗生素治疗的患者,抗生素清除技术可提高透出液的培养阳性率。

第十五节　标准腹膜平衡试验(PET)

一、操作目的

1.明确腹膜功能,制订透析方案。

2.确认是否超滤衰竭。

二、适用范围

(一)标准腹膜平衡试验操作的适应证

1.需要评估患者腹膜转运特性以选择腹膜透析方式,或制订、调整腹膜透析方案时,新置管患者规律腹膜透析2~4周后。

2.维持性腹膜透析患者每6个月检查一次。

3.腹膜透析相关性腹膜炎痊愈后1个月。

(二)标准腹膜平衡试验操作的禁忌证

1.不适合长留腹的患者。

2.不适合使用2.5%腹膜透析液的患者。

3.不适合2L腹膜透析液留腹的患者。

4.合并肝腹水的患者。

三、用物准备

用物名称	数量	用物名称	数量
腹膜透析液（2.5%）	1	复合碘医用棉签	1
标本留取容器	3	免洗手消毒液	1
一次性注射器(10mL)	3	电子秤	1
血标本试管	1	污物盒	1
采血器	1	利器盒	1

四、操作步骤

【操作前准备】

1.自身准备:仪表端庄、规范洗手、戴口罩。

2.用物准备:

(1)核对医嘱,打印条形码。

(2)双人核对医嘱及条形码。

(3)准备齐用物(见图 3-15-1),检查质量。

(4)将条形码粘贴在相应的标本容器上。

(5)2.5%腹膜透析液 2L 放于恒温箱内加温至 37℃。

3.环境准备:操作室空气消毒一日一次,每次 60min。清洁桌面。操作前半小时避免扫地、铺床等易扬尘的工作,关闭门窗、风扇、空调。

4.患者准备:试验日前晚通知患者常规保留腹膜透析液 8~12h。

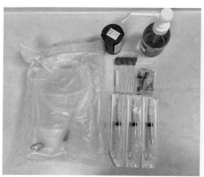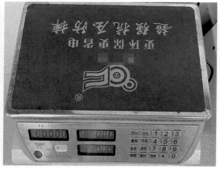

图 3-15-1　准备齐用物

【操作过程】

1.携用物至患者床旁。

2.核对患者身份。

3.评估患者病情、意识状态、自理能力及合作程度。

4.向患者解释操作目的及过程。

5.询问患者是否需要大小便。

6.协助患者取坐位或半卧位,戴上口罩。

7.操作人员洗手戴手套。

8.取出患者身上短管。

9.用2.5%腹膜透析液2L按无菌技术连接短管,20min内引流出前夜保留8～12h的腹膜透析液,测定其超滤量。

10.患者取平卧位,按腹膜透析操作程序排气后灌入腹膜透析液。每放入400mL腹膜透析液嘱患者左右翻身改变体位,使腹膜透析液完全接触整个腹膜。

11.记录腹膜透析液完全放入时间,以此定为0h,并立即放出200mL腹膜透析液(放入有加药口的袋子)(见图3-15-2)。

12.按无菌操作消毒加药口2遍,抽取10mL腹膜透析液送检,并向患者腹腔内灌入余下190mL腹膜透析液。

13.关闭短管,交代患者可下床活动,但不能卸下腹膜透析液。

14.2h后再放出200mL腹膜透析液抽取10mL送检,并向患者腹腔内灌入余下190mL腹膜透析液,同时抽血标本。

15.关闭短管,分离管组,并记录时间。

16.再2h后取坐位,20min内引流出全部腹膜透析液。

17.记录超滤量,抽取10mL腹膜透析液送检(见图3-15-3)。

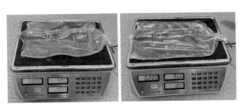

图 3-15-2　放出 200mL 腹膜透析液

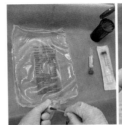
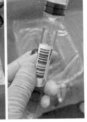

图 3-15-3　抽取 10mL 腹膜透析液送检

【操作后处理】

1.整理用物(按医疗垃圾分类处理)。

2.脱手套,洗手,记录执行时间并签名。

五、注意事项

1.严格遵守"三查八对"原则。

2.留取标本时注意无菌操作原则。

3.提前一晚通知患者常规保留腹膜透析液8～12h。

4.腹膜透析液灌入速度和体位合适。

5.0、2、4h腹膜透析液标本留取正确。

6.腹膜平衡试验操作的常见并发症及处理

(1)容量过多:严格评估患者是否存在不适合长留腹的情况,以避免留腹过长导致超滤减少而容量过多的情况。

(2)渗漏:严格评估患者是否适合2L腹膜透析液留腹,以免腹腔压力过高引起渗漏。

(3)腹膜透析相关性腹膜炎:留取标本时注意无菌操作,并保持双联系统的密闭性和完整性。如出现腹膜炎相关症状(腹痛、腹水浑浊、发烧等),须及时就诊。

(4)高血糖:严格评估患者是否适合2.5%的腹膜透析液,以免腹膜透析液中糖浓度过高导致患者高血糖。

7.根据PET结果调整处方

(1)对培训期透析液排出量高或低的患者可考虑提前进行腹膜平衡试验,以确定其腹膜转运特性为高转运还是低转运。

(2)高转运患者可通过增加透析液交换次数和缩短透析液存留时间,来达到最大的超滤量。

(3)低转运和低平均转运患者可通过增加最大的灌入剂量来提高清除率。

(4)低转运和低平均转运患者采用APD方式透析时要注意:①增加总的夜间治疗时间;②增加透析液的存留时间;③增加白天透析液存留和(或)次日交换;④增加灌注量。

8.提高腹膜清除率的方法

CAPD	APD
1.增加灌注量	1.增加灌注量
2.增加交换次数	2.增加夜间交换次数
3.提高葡萄糖浓度	3.提高葡萄糖浓度
	4.延长总的夜间治疗时间
	5.延长透析液存留时间
	6.增加白天腹膜透析液存留和(或)次日交换次数

9.达到目标肌酐清除率的方法

透析方式	腹膜转运状态			
	低转运	低平均转运	高转运	高平均转运
CAPD	1.每次灌入量增至 2.5L; 2.可增加换液次数; 3.将白天透析液存留时间从 4h 延长至 5h; 4.提高长时间存留周期腹膜透析液的葡萄糖浓度	1.增加灌入量; 2.可增加换液次数; 3.延长透析液存留时间; 4.提高长时间存留周期腹膜透析液的葡萄糖浓度	1.夜间干腹; 2.短时透析存留 2.5~3.0h; 3.增加换液次数; 4.每次灌入量增至 2.5L 或试行 APD 治疗	1.增加灌入量; 2.可能需增加换液次数; 3.延长透析液存留时间; 4.提高夜间留腹葡萄糖浓度
APD	1.必须有白天腹膜透析液存留; 2.增加白天换液; 3.增加灌入量; 4.延长透析液存留时间至少 90min; 5.试行 CAPD 治疗	1.必须有白天透析液存留; 2.增加灌入量; 3.增加白天换液次数; 4.延长透析液存留时间至少 90min	1.白天透析存留; 2.可能需要增加灌入量; 3.缩短透析液存留时间(降至 60min); 4.增加换液次数	1.白天应有腹膜透析液; 2.可能需要增加一次夜间换液; 3.提高夜间留腹葡萄糖浓度; 4.增加灌入量; 5.透析液存留时间为 60~90min

第十六节　腹膜透析充分性评估

一、操作目的

1. 评估溶质清除是否充分。

2. 依据评估结果及时调整腹膜透析方式和处方,以提高患者生存质量。

二、适用范围

(一)透析充分性评估的适应证

1. 透析开始一个月后进行透析充分性评估。

2. 维持性腹膜透析患者每3个月评估一次。

3. 发现患者临床状态不稳定或残余肾功能减退时进行透析充分性评估,以及时调整腹膜透析方式和处方。

4. 腹膜透析相关性腹膜炎至少痊愈4周以后。

(二)透析充分性评估的禁忌证

1. 腹膜炎期间。

2. 发生严重并发症、病情未稳定的患者。

三、用物准备

用物名称	数量	用物名称	数量
量杯	1	复合碘医用棉签	1
标本留取容器	2	免洗手消毒液	1
血标本试管	1	电子秤	1
采血器	1	污物盒	1
10L 大桶	1	利器盒	1
2.5～5.0L 小桶	1	腹膜透析日记本	1

四、操作步骤

【操作前准备】

1. 自身准备:仪表端庄、规范洗手、戴口罩。

2.用物准备:准备齐用物(见图 3-16-1),检查质量。

3.环境准备:操作室空气消毒一日一次,每次 60min。清洁桌面。操作前半小时避免扫地、铺床等易扬尘的工作,关闭门窗、风扇、空调。

4.患者准备:试验日前 1 天通知患者留 24h 的尿液和腹膜透析液。

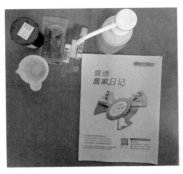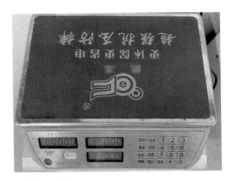

图 3-16-1　准备齐用物

【操作过程】

1.核对患者身份。

2.评估患者病情、意识状态、自理能力及合作程度。

3.向患者解释操作目的及过程。

4.询问患者是否需要大小便。

5.操作人员戴手套。

6.用量杯测量 24h 尿液(见图 3-16-2),混匀后留取 10mL 送检测肌酐、尿素氮。

7.计算腹膜透析超滤量,把留好的腹膜透析液放入大桶内混匀,留取 10mL 送检测肌酐、尿素氮(见图 3-16-3)。

8.清晨空腹抽静脉血,送检测肌酐、尿素氮。

9.准确测量患者身高、体重。

10.化验结果输入计算软件,计算总 Kt/V 与 Ccr。

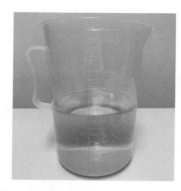

图 3-16-2　用量杯测量 24h 尿液,混匀

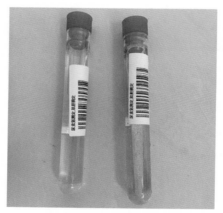

图 3-16-3　留取 10mL 尿液送检

【操作后处理】

1. 整理用物(按医疗垃圾分类处理)。

2. 脱手套,洗手,记录结果并通知医生。

五、注意事项

1. 前一天晨 6 时解完尿后开始留尿,勿混入大便或纸巾,放阴凉处,至次日晨 6 时最后一次尿为止(无尿者略)。

2. 弃掉前一天过夜腹膜透析液,保留后面所有腹膜透析液至次日晨。放出腹膜透析液,每袋腹膜透析液称量后记入腹膜透析日记本,腹膜透析液放阴凉处保存。

3. 透析充分性评估与处方调整:实践证明 CAPD 是一种有效的肾脏替

代方法,它可以延长肾衰竭患者的生命,而长期腹膜透析所面临的挑战就是透析充分与否,它会直接影响患者预后。只有加强对长期腹膜透析充分性与营养状态重要性的认识,加强透析过程中残余肾功能及腹膜转运功能的监测,及时调整透析方案,才能防止透析不充分及相关并发症的发生,提高长期腹膜透析患者的生存率。腹膜透析患者最初的透析剂量应根据患者的体表面积及体重、残余肾功能及腹膜转运特性来决定目标最小透析剂量。目标最小透析剂量标准目前公认为 CAPD 每周总尿素清除指数 Kt/V>2.0,且肌酐清除率>60L/(w·1.73m²BSA);IPD 每周总尿素清除指数 Kt/V>2.2,且肌酐清除率>70L/(w·1.73m²BSA)。只有达到目标剂量,才能延长患者生命,改善尿毒症症状,从而把患者生活质量提高到最大限度,不适感降到最低限度。以后的透析方案应根据腹膜转运特性及残余肾功能的变化来制订,适当调整方案以保证达到最低目标剂量。根据 PET 资料,选择透析液保留时间和灌注量,或增加透析剂量,必要时改变腹膜透析方式,如从 CAPD 转为 CCPD 或 CCPD 转为 NIPD、DAPD,以增强透析效果。每月常规门诊,每半年进行透析充分性评估。

第四章　自动化腹膜透析操作规范

第一节　自动化腹膜透析的临床优势与适用人群

一、临床优势

自动化腹膜透析（automated peritoneal dialysis，APD）是利用自动化腹膜透析机代替手工操作，进行腹膜透析液交换的腹膜透析模式。APD 具有清除小分子溶质能力强、透析效能高、腹膜透析液手工交换操作少、感染风险降低、人工成本减少等临床优势。而且 APD 操作简便，患者可利用晚上休息时间进行透析，白天可以同普通人一样参加日常活动和工作，对患者心理影响小，生存质量提高，有助于患者更好地回归社会。另外，随着"互联网＋"医疗新发展，采用云技术的腹膜透析管理平台以及具备可远程监控功能的 APD 机推广出现，适时解决了腹膜透析患者管理及时性的问题，极大提升了腹膜透析治疗自主化、个性化优势。通过实施 APD 远程管理，可进一步减少医患直接接触机会，保持安全社交距离。同时 APD 远程管理有效保持医患互动交流途径，有力确保腹膜透析治疗安全。

二、适用人群

1.高转运或高平均转运腹膜特性者。

2.常规行持续非卧床腹膜透析患者透析不充分。

3.患者需要避免出现过高的腹腔内压力，如伴渗漏、腰背痛，或者合并轻度疝气或处于腹壁疝术后过渡期。

4.工作、学习等原因致白天无法执行多次换液者或倾向性选择 APD 患者。

5.手工操作需要辅助的儿童、老人或需要他人护理的患者。

6.有反复腹膜炎发作病史的患者。

7.其他如需要紧急起始腹膜透析患者；难治性充血性心力衰竭患者；伴有出血、血栓事件且血流动力学不稳定的危重症患者或急性肾损伤患者。

第二节　自动化腹膜透析的常用模式和处方设定调整

一、APD 的常用模式

（一）持续循环腹膜透析（continuous cyclic peritoneal dialysis，CCPD）

CCPD 是 APD 最常用的方式，患者夜间 APD 治疗、日间腹膜透析液持续留腹。适用于残余肾功能较低或已完全丢失的患者，尤其是低转运、低平均转运且大剂量 CAPD 不能达到充分透析的患者，可增加时间依赖的溶质（尤其是中分子溶质）清除率，提高透析效果。CCPD 需进行日间长留腹。

CCPD 的换液方式与 CAPD 正好相反，患者夜间 APD 治疗，通常进行 3～5 次交换，每次入量 2～3L，留腹 2.5～3.0h，夜间总循环时间 10～12h。次日早晨将最末次腹膜透析液灌入腹腔后，关闭 APD 机并脱离。日间腹膜透析液留腹 14～16h。也可根据患者情况，个体化调整透析液留腹时间和交换次数。患者日间可自由活动，直至夜间再开始下一次 APD 治疗。

对日间留腹时间过长导致严重负超滤或需要更大透析剂量的患者，可在 CCPD 基础上在日间增加≥1 次手工腹膜透析液交换，增加超滤量，称为强化 CCPD（enhanced CCPD，ECCPD）。

（二）间歇性腹膜透析（intermittent peritoneal dialysis，IPD）

IPD 为非持续性、存在部分干腹时间的 APD 治疗模式。适用于腹膜高转运患者；紧急起始腹膜透析小剂量治疗；腹膜透析时出现明显腰背痛不能耐受，或并发疝气、渗漏等；严重水钠潴留、难治性充血性心力衰竭等情况。但 IPD 溶质清除率略差，不适用于长期维持性腹膜透析患者。

IPD 一般每次腹腔内灌入 1～2L 腹膜透析液，留腹 30～45min，持续治疗 8～10h，每周 4～5 个透析日。非透析日腹腔内一般不留置腹膜透析液。

（三）夜间间歇性腹膜透析（nocturnal intermittent peritoneal dialysis，NIPD）

NIPD 是夜间进行的一种 IPD 模式，也相当于干腹的 CCPD。主要应用于残余肾功能较好、腹膜高转运或高平均转运患者,尤其适用于需白天正常工作、学习的腹膜透析患者,需要他人照顾的腹膜透析患者(如老人、儿童、盲人等),以及因手工操作不当而反复发生腹膜透析相关腹膜炎的 CAPD 患者。NIPD 留腹时间短,交换次数多,可显著增加超滤量,但对中分子溶质的清除相对较差。

NIPD 通常每次腹腔内灌入 1~2L,留腹 1~2h,持续治疗 8~12h,每周7 个透析日,是 APD 常用治疗模式。

(四)潮式腹膜透析(tidal peritoneal dialysis,TPD)

TPD 指在透析开始时,向患者腹腔内灌入一定容量的腹膜透析液留腹后,只引出腹腔内部分腹膜透析液,并用新鲜腹膜透析液替换,这样使得腹腔内腹膜组织始终与腹膜透析液接触,直到透析治疗结束后再将腹腔内所有的液体尽可能引流出来。TPD 可应用于 NIPD、CCPD、IPD 等模式中,尤其适用于引出腹膜透析液时伴有疼痛的患者。TPD 治疗腹腔无干腹状态,腹腔内溶质清除和水分超滤持续进行,也适用于高转运患者。

TPD 首先灌注患者所能承受的最大注入量(一般不超过 3L),然后每20min 引流及注入透析液(设置潮式百分比 10%~80%),约 10h,当日治疗结束后排空腹腔内透析液。

(五)持续流动性腹膜透析(continuous flow peritoneal dialysis,CFPD)

采用 CFPD 时,将两根腹膜透析管或一根双腔腹膜透析导管置入腹腔,腹膜透析液从一根导管(或一腔)持续注入。同时夹闭流出管(或另一腔)。当腹腔内腹膜透析液达到要求的容量后,开放流出管,保持腹膜透析液的注入和流出速度平衡。CFPD 是一种高清除率的 APD 模式,能够显著增加液体超滤。主要适用于某些重症 AKI 的治疗,尤其适合凝血功能障碍、血流动力学不稳定不能耐受血液透析、AKI 合并急性胰腺炎及婴幼儿 AKI 患者。但 CFPD 需要使用特定的腹膜透析导管和消耗大量的腹膜透析液,因此并不做常规应用。

(六)可调式 APD(adapted APD,aAPD)

aAPD 治疗时,每个周期的留腹时间和留腹剂量均可变。透析过程包括2 个阶段:起始周期使用短留腹时间和小留腹剂量,这种透析形式可以在降低代谢成本(每毫升超滤所吸收的葡萄糖克数)的前提下达到更好的超滤;在接下来的周期中,使用长留腹时间和大留腹剂量来增加毒素清除,特别是磷和钠的清除。aAPD模式理论上有其独到的合理之处,但目前仅在欧洲进行了小样本临床试验,尚未做常规应用。

二、APD 处方的调整

(一)增加溶质清除率

1. 延长夜间单个循环的留腹时间;

2. 增加夜间单个循环的留腹容量;

3. 增加夜间换液次数;

4. 增加腹膜透析超滤量;

5. 如为夜间 APD 治疗,白天可增加 1～2 袋腹膜透析液交换。

(二)纠正容量超负荷和(或)增加超滤

1. 降低盐和水分摄入;

2. 根据腹膜转运特性和清除需要,可缩短白天留腹时间;或根据特殊清除需要,增加 1～2 袋腹膜透析液交换;

3. 增加腹膜透析液浓度;

4. 白天留腹时,有条件时可采用艾考糊精腹膜透析液;

5. 对于尿量＞100mL/d 的患者,可使用襻利尿剂等增加尿量。

第三节　自动化腹膜透析机的操作

一、操作目的

帮助腹膜透析患者解决长期治疗上的技术问题,使患者重返社会,为社会、家庭创造价值;针对特殊患者,实现充分透析和改善生活质量。

二、适用范围

(一)自动化腹膜透析机操作的适应证

详见第四章第一节"自动化腹膜透析的临床优势与适用人群"。

(二)自动化腹膜透析机操作的禁忌证

腹膜透析导管功能不良。

三、用物准备

用物名称	数量	用物名称	数量
腹膜透析液(根据医嘱)	1	医用导管夹	若干
自动化腹膜透析机	1	碘液微型盖	1
腹膜透析管路	1	口罩	1

四、操作步骤

【操作前准备】

1.自身准备:仪表端庄、规范洗手、戴口罩。

2.用物准备:准备齐用物(见图 4-3-1),检查质量。

3.环境准备:操作室空气消毒一日一次,每次 60min。清洁桌面。操作前半小时避免扫地、铺床等易扬尘的工作,关闭门窗、风扇、空调。

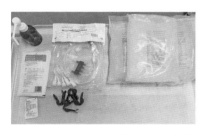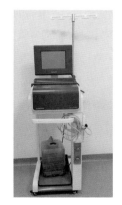

图 4-3-1　准备齐用物

【操作过程】

1.核对患者身份。

2.评估患者病情、意识状态、自理能力及合作程度。

3.向患者解释操作目的及过程。

4. 询问患者是否需要大小便。

5. 将患者安置于合适体位（卧位或坐位）。

6. 上机操作

（1）处方与医嘱核对，设置或更改处方信息填写完整，设置后双人核对（见图 4-3-2）。

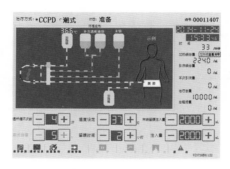

图 4-3-2　处方与医嘱

（2）管组装置（见图 4-3-3）。

（3）洗手，连接透析液，注意无菌操作。

（4）进行排气，结果符合要求。

（5）正确连接患者端管路，注意无菌操作。

（6）查看 0 周期设置及判断正确。

（7）进行腹膜透析治疗。

7. 下机操作

（1）洗手，戴口罩。

（2）解释。

（3）按无菌操作分离短管。

（4）结束程序，关机（见图 4-3-4）。

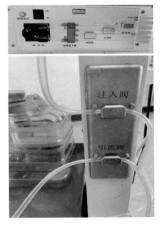
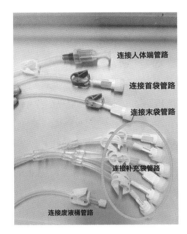

图 4-3-3　管组装置

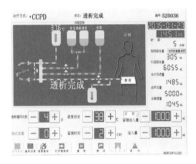
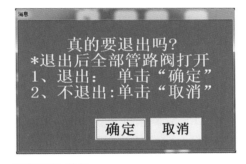

图 4-3-4　结束程序,关机

【操作后处理】

1.整理用物(按医疗垃圾分类处理)。

2.观察透出液性质、颜色及澄清度。

4.按消毒隔离原则终末处理废液。

5.洗手,记录超滤量。

五、注意事项

1.处方与医嘱核对,设置或更改处方信息填写完整。设置处方时留有足够的腹膜透析液排气,设置后双人核对。

2.注意连接管路和腹膜透析液时手卫生和无菌操作,管路连接腹膜透析液首袋和末袋顺序正确,以免将未加热的腹膜透析液灌入患者腹腔引起不适。

3.连接管路和患者端前检查排气是否成功,以免空气灌入患者腹腔引起不适。

4.连接患者端管路方法正确,注意手卫生和无菌操作。

5.治疗中注意观察每周期的引流量,不合理情况及时调整。

6.机器位置放置合理,为患者活动留有足够的空间。

7.自动化腹膜透析机操作的常见并发症及处理

(1)引流时腹痛:可嘱患者变换体位或改为潮式模式。

(2)腹膜透析相关性腹膜炎:注意连接腹膜透析液和管理时手卫生和无菌操作。

(3)睡眠障碍:夜间治疗报警和机器噪声影响患者休息,可适当调低报警音和进行心理疏导,必要时遵医嘱予助睡眠药物。

(4)腹膜透析管移位包裹:易发生在新置管腹膜透析患者,可改为潮式模式,遵医嘱予尿激酶封管或通管。

(5)气腹:选择兼容性好的导管,严格按照操作流程安装管路。

8.异常报警处理

(1)引流量不足或引流过慢

①APD管路扭折或管夹未打开:检查管路,解除扭折,确保管夹开放。

②机器最低引流量设置过高:检查机器最低引流量设置,一般设置为85%或更低。

③重力型APD机位置过高:调整机器与患者的相对位置,APD机位置不高于患者平卧高度30cm。

④改变体位:患者可以向左右两侧转动,或由平躺改为坐位。

⑤存在导管功能不良或腹膜透析相关机械性并发症:如导管贴壁或移位、导管堵塞、网膜包裹、腹腔渗漏等。须评估导管功能及并发症情况,按医嘱处理。

⑥腹膜功能衰竭:评估患者腹膜功能,调整透析处方或转血液透析。

(2)注入量不足

①常见于重力型机器管路扭曲、打折,造成腹膜透析液灌入不畅:检查各段管路是否打折、受压、堵塞,确定开关处于开放状态。

②补充袋腹膜透析液量不足:检查处方设置量是否大于实际腹膜透析液灌入量。

（3）温度异常

温度过低的原因可能是腹膜透析液位置摆放不正确，未能完全与加热面板充分接触，影响加温效果；APD 机参数设置错误或故障。温度过高的原因可能是 APD 机参数设置错误或 APD 机故障。处理方法包括：

①检查机器的参数设定，将温度设定在（37±1）℃范围内。

②正确放置腹膜透析液，与加热面板充分接触。

③环境温度较低时，可利用空调或其他加热设备调整室温至 20～23℃。

④机器发生故障时应停止使用，联系工程师维修。

（4）发生腹胀、腹痛、疑似过量注入

①检查引出量：如引出量与注入量相差过大，疑似过量注入，应立即停止治疗，启动手动引出功能，将腹腔内的腹膜透析液部分或者全部排出。

②零周期设置不合理或处方不合理：检查机器设置参数，调整处方。

③在安装重力型 APD 机管路时，如注入阀上的管路未安装到底或注入阀闭合不严，会导致补充至人体的液体量过多：检查注入阀是否闭合，如没有完全闭合，暂停治疗并联系工程师维修。

第五章　居家腹膜透析异常情况处理和宣教

第一节　居家腹膜透析操作中透析液灌入或引流困难

一、原因

1.管路受压或扭曲。

2.纤维条索阻塞。

3.腹腔内导管移位。

二、居家紧急处理

1.检查是否所有的夹子和旋钮都已打开。

2.检查管路是否有扭曲或曲折。

3.用力挤压腹透液,看腹透液是否能灌入。

4.改变身体的位置,或采用踮脚运动的方法,看看引流是否有改善。

5.回顾近几天是否有排大便,有时便秘会引起肠道扩张,压迫腹膜透析导管导致引流不畅。如果有,可以在医生的指导下服用缓泻药。

6.停止腹膜透析操作,立即联系腹膜透析护士,告知具体发生的情况。

三、入院后护士处理

1.发生大量纤维蛋白渗出,腹透管可能会被堵塞,用肝素或尿激酶进行腹透管封管,半小时后观察是否能引流通畅。

2.患者进行肝素或尿激酶的冲洗后仍引流不畅,可用 X 线对患者腹透导管进行检查。

3.若 X 线显示大便堵塞,可进行灌肠通便处理。

4. 若导管漂管移位，让患者做“下楼梯”运动或连续踮脚运动。

5. 进行手法复位，如网膜包裹者进行手术治疗。

6. 对患者进行健康宣教，预防再发生。

第二节 居家腹膜透析操作中外接短管污染

一、原因

1. 换液时触碰外接短管接头。

2. 未正确佩戴口罩，操作时疑似接口污染，如咳嗽、打喷嚏等。

3. 碘液微型盖未拧紧而脱落。

二、居家紧急处理

1. 关闭外接短管开关，停止腹膜透析操作。

2. 更换新碘液微型盖。

3. 联系腹膜透析护士，告知具体情况，并立即前往透析中心。

三、入院后护士处理

1. 专科医务人员消毒，并更换新外接短管。

2. 留取腹膜透析液标本。

3. 连接加热后的新鲜腹膜透析液，排空腹腔后，一袋分两次冲洗腹腔，再行常规 CAPD。

4. 根据污染情况按医嘱预防性使用抗生素。

5. 将外接短管妥善放置入腹膜透析导管保护带中。

第三节 居家腹膜透析操作中外接短管或钛接头脱落

一、原因

1. 腹膜透析短管使用时间久，未定期更换，导致连接口处经久摩擦松脱。

2.更换短管后,腹膜透析外接短管与内接短管之间未拧紧而松脱。

3.人为因素松脱接头导致脱落。

二、居家紧急处理

1.立即用医用导管夹夹闭腹膜透析管近腹端。

2.钛接头处套一个新碘液微型盖,再在外面包裹一张无菌敷贴。

3.联系腹膜透析护士,告知具体情况,并立即前往透析中心。

三、入院后护士处理

1.专科医务人员消毒,并更换新外接短管。

2.留取腹膜透析液标本。

3.连接加热后的新鲜腹膜透析液,排空腹腔后,一袋分两次冲洗腹腔,再行常规 CAPD。

4.根据污染情况按医嘱预防性使用抗生素。

5.常规 CAPD 结束后,将外接短管妥善放置于腹膜透析导管保护带中。

第四节　居家腹膜透析操作中导管破损漏液

一、原因

1.腹膜透析导管不慎被利器碰到。

2.导管位置放置不当导致钛接头连接处导管有折痕而发生破裂。

3.腹膜透析液导管近出口处因护理不当致导管老化破裂而发生漏液。

二、居家紧急处理

1.腹膜透析导管破裂发生漏液,立即用医用导管夹夹闭腹膜透析导管破损处的上端。

2.立即联系腹膜透析护士,告知具体发生的情况,并立即前往透析中心。

三、入院后护士处理

1.更换腹膜透析外接短管,步骤同钛接头处导管破损的短管更换。

2.按换液操作连接新鲜的腹膜透析液,先排空腹腔,再一袋分两次冲洗腹腔,再进入常规 CAPD。

3.留取腹膜透析液常规标本送检,观察引流出的腹膜透析液量、颜色、性状等情况。

4.根据医嘱予腹膜透析液中加抗生素进行预防性用药。

5.与患者讨论,判断是哪种意外情况。

6.对患者进行健康宣教,预防意外情况发生。

7.必要时手术治疗。

第五节 居家腹膜透析透出液呈红色

一、原因

1.女性每个月经周期开始前的一两天。

2.剧烈活动或搬重物后。

3.无明显原因。

二、居家紧急处理

1.女性查看是否赶上月经期,无须处理。

2.如果量少,呈浅粉红色,无须特殊处理。

3.如果量较多,可立即用 1～2 袋腹膜透析液进行腹腔快速冲洗。

4.立即打电话联系透析中心医生进行处理。

三、入院后护士处理

1.询问患者服用药物情况,查看患者的凝血功能及血小板数量。

2.患者是否有外伤史。

2.查看腹膜透析导管固定方式,预防腹膜透析管过度牵拉。

3.留取腹膜透析液常规标本送检,观察引流出的腹膜透析液量、颜色、性状等情况。

4.通过腹部超声或 CT 排除身体其他部位出血的情况。

第六节　居家腹膜透析透出液混浊

一、原因

1.腹膜炎。

2.单纯的腹膜透析液浑浊。

二、居家紧急处理

1.不伴有发热和腹痛,观察引流出的腹膜透析液量、颜色、性状。如超滤量无明显减少,则继续观察。

2.腹透液浑浊,伴有发热和腹痛,立即联系腹膜透析中心医生或护士,告知具体发生的情况并保留第一袋浑浊透析液至医院。

3.腹透液浑浊伴腹痛剧烈者,可换液操作连接新鲜的腹膜透析液,先排空腹腔,再一袋分两次冲洗腹腔,再进入常规 CAPD。

三、入院后护士处理

1.护士询问患者是否带回浑浊腹透液,有则静置该浑浊腹透液半小时,无则注入腹膜透析液 2L,留腹 4h(≥2h)后放出,抽取腹透液常规、培养及 CA125 标本。

2.更换腹膜透析外接短管。

3.根据医嘱予腹膜透析液中加抗生素进行治疗性用药。

4.难治性腹膜炎、复发性腹膜炎、真菌性腹膜炎、药物治疗无效的分枝杆菌或多种肠道细菌导致的腹膜透析相关腹膜炎,则拔管处理。